儿童常见病护理

主编　石彩晓　时富枝

河南科学技术出版社

·郑州·

图书在版编目（CIP）数据

儿童常见病护理/石彩晓，时富枝主编. —郑州：河南科学术出版社，
2017.12（2023.3重印）
ISBN 978-7-5349-8901-8

Ⅰ.①儿… Ⅱ.①石… ②时… Ⅲ.①小儿疾病-常见病-护理
Ⅳ.①R473.32

中国版本图书馆 CIP 数据核字（2017）第 199427 号

出版发行：河南科学技术出版社
　　　　地址：郑州市经五路 66 号　　邮编：450002
　　　　电话：（0371）65737028　65788613
　　　　网址：www.hnstp.cn
策划编辑：李　林
责任编辑：李　林
责任校对：丁秀荣
封面设计：张　伟
责任印制：朱　飞
印　　刷：三河市同力彩印有限公司
经　　销：全国新华书店
幅面尺寸：170 mm×240 mm　　印张：5.5　　字数：80 千字
版　　次：2023 年 3 月第 3 次印刷
定　　价：78.00 元

如发现印、装质量问题，影响阅读，请与出版社联系并调换。

《儿童常见病护理》编写人员名单

主　　编　石彩晓　时富枝
副 主 编　赵祖梅　王建丽　葛燕军
参编人员　石彩晓　时富枝　赵祖梅　王建丽
　　　　　葛燕军　薛莹莹　赵　磊　任灵敏
　　　　　张庆梅　古建平　李茜梅　吴玉梅
　　　　　董凤梅　李思静　王海萍　张永红
　　　　　冯瑞玲

前　言

　　儿科护理工作在我国医疗卫生事业的发展中发挥着不可替代的作用，儿科护理工作者在临床工作中担负着协助诊疗、救治生命、减轻痛苦、促进康复、健康宣教、临床带教的重任。儿科专业的细化及飞速发展，对护理人员素质的要求越来越高，为了提高一线护理人员综合专业技能，培养技术全面、合格的护理人员，河南省儿童医院护理部组织专家编写了这本《儿童常见病护理》，全书共有16部分，第1~2部分介绍小儿生长发育与营养保健、新生儿常见疾病知识与护理常识；第3~9部分主要介绍呼吸系统、消化系统、循环系统、神经系统、内分泌系统、血液系统、泌尿系统的常见疾病知识与护理常识；第10~12部分主要介绍普外科、骨科、耳鼻喉科和口腔科等外科常见疾病知识与护理常识；第13~16部分主要介绍手术护理常识、小儿常见传染病知识与护理常识、小儿常见安全问题与护理常识、门诊输液护理常识。

　　如何给小儿添加辅食？小儿体检做哪些项目？正常的体温是多少？新生儿脐带如何护理？小儿发热了，该不该吃退热药？新生儿黄疸该怎么办？小儿肺炎该如何护理？小儿正常血压是多少？小儿在门诊输液，医生为什么每次只开一天的药？……儿科护士每天都会遇到很多诸如此类的问题。作为一名儿科护士，在临床工作中面对家长的问询，或亲戚朋友的电话咨询，都应该给予明确且规范的答复，给对方提供正确的指引。《儿童常见病护理》无疑是一本儿科知识的宝典，是临床护理人员经验和智慧的结晶，不仅能为临床护理人员答疑解惑，提供指导，也可以作为居家护理中较为权威的科普知识书籍，值得每一位妈妈收藏。

　　本书突出以下特点：内容丰富，覆盖面广，包含了儿童各个系统的常见病的护理知识；浅显易懂，简明扼要，重点阐述常见病的护理要点及护理人员需要掌握的知识点，便于记忆和掌握。本书实用性强，贴近临床，是一本可供护理人员随时查阅的专科书籍。

　　本书的编者均是河南省儿童医院从事疾病诊治、护理及护理管理的专业医务工作者。希望本书能给儿童监护人和儿科护理人员提供帮助。

编者

2017 年 8 月

目　　录

一、 小儿生长发育与营养保健

1. 小儿体格生长常用指标有哪些？

(1) 体重的增长：2005 年中国九市（北京、哈尔滨、西安、上海、南京、武汉、福州、广州、昆明）7 岁以下小儿体格发育调查研究显示，男婴出生体重平均为 2.90~3.70 kg，女婴为 2.80~3.60 kg。部分新生儿在生后数日内，由于摄入不足、胎粪及水分的排出，可致体重暂时性下降，又称生理性体重下降。小儿年龄越小，体重增长越快，生后前 3 个月体重增长最快，一般每月增长 600~1 000 g，生后 3 个月末时体重约为出生体重的 2 倍，生后第 1 年是体重增长最快速的时期，为"第 1 个生长高峰"；生后第 2 年体重增加 2.5~3 kg；2 岁时体重约为出生体重的 4 倍；进入青春期后体格生长再次加快，呈现"第 2 个生长高峰"。

(2) 身高（长）的增长：身高（长）是指头、躯干与下肢长度的总和。3 岁以下小儿立位测量不准确，应卧位测量，称身长；3 岁以后立位测量，称身高。新生儿出生时身长平均为 50 cm，生后第 1 年身长平均增长约 25 cm，其中前 3 个月增长 11~13 cm，1 岁时身长约 75 cm。第 2 年增加速度减慢，平均为 10 cm，到 2 岁时身长约 85 cm。2 岁后身高稳步增长，平均每年增长 5~7 cm，青春期出现第 2 个身高增长加速期，2~12 岁身高（长）估算公式：身高（长）（cm）＝年龄（岁）×7+75。

(3) 头围的增长：头围是指自眉弓上缘经枕外隆凸绕头 1 周的长度，是反映脑发育和颅骨生长的一个重要指标。出生时头围平均为 33~34 cm，1 岁时约为 46 cm，2 岁时约为 48 cm，15 岁时为 54~58 cm，基本同成人。头围过小常提示脑发育不良；头围过大或增长过快则提示脑积水、脑肿瘤的可能。

(4) 胸围的增长：反映肺和胸廓的发育。

2. 小儿运动的发育规律是什么？

1 个月俯卧时可以抬头，3 个月俯卧时可以抬胸，4 个月扶双手可以坐，5 个月扶着两前臂可以站立，6 个月可以坐，8 个月会爬，11 个月扶着一只手可以走路，12 个月可以自己站立，12~14 个月可以独立行走，15 个月可以蹲着玩。

3. 小儿正常血压是多少？

不同年龄阶段的小儿正常血压不同

年龄	收缩压/mmHg*	舒张压/mmHg
新生儿	70~82	30~38
1~6 个月	70~100	30~45
6~12 个月	90~105	35~45
1~2 岁	85~105	40~50
2~7 岁	85~105	55~65
7~12 岁	90~110	60~75

*：mmHg 为非法定计量单位，1 mmHg≈0.133 kPa。本书沿用。

4. 小儿补钙的注意事项有哪些？

首先，补钙要补足疗程，一般需要 2~3 个月；其次，补钙的同时需要补充维生素 D，以促进钙的吸收；再次，平时应保证奶量充足；最后，如果长时间补钙仍缺钙，需检查有无其他器质性疾病。

5. 小儿为什么会腿痛？

由于小儿生长发育比较快，骨骼生长迅速，易导致钙及维生素 D 的缺乏，引起腿痛，这属于生长痛。平时可多喝牛奶，补充钙质。另外，入冬、立春时节，季节转换时也是小儿腿痛的多发期，这个时候要注意小儿的腿部保暖。

6. 小儿发生"O"形腿的原因是什么？

有的小儿"O"形腿是先天性的，矫正方法有夹板固定、手术、穿矫正鞋等。轻微的"O"形腿是缺钙引起的，平时注意多给小儿补钙、补充维生素 D，让小儿多晒太阳。

7. 母乳喂养有什么优点？

（1）母乳营养成分全面、营养素比例适合小儿消化能力与需要，有利于小儿的生长发育，尤其是生后 4~6 个月的小儿。母乳还可以随着婴儿的生长而调整乳汁的成分，与婴儿的需要相适应。

（2）母乳含丰富的免疫成分，可降低婴儿感染性疾病的发生率。

（3）母乳为直接喂哺，无感染变质的可能，且方便经济，乳量随小儿生长而增加。

（4）母乳喂养可增进母子感情，并有助于乳母观察小儿细微变化。

（5）母乳喂养可加快乳母产后子宫复原，降低乳母短期内再受孕及患肿瘤的风险。

8. 怎样正确给婴儿哺乳？

（1）哺乳新概念：①开奶越早越好，生后 30 min 即可开奶。②小儿饿了就吃，不必强调规律性，不必拘泥于时间。③最好的"催奶剂"是母亲精神安定。

（2）哺乳方法：

1）哺乳前更换尿布。

2）母亲洗手并清洁乳头。

3）姿势：母亲盘腿坐在凳子上，斜抱婴儿。切忌躺着喂奶（乳房可能堵住婴儿的鼻、嘴）。

4）方法：母亲斜抱婴儿，用中指和示指夹住乳房，将乳头塞进婴儿口中，用手指夹住乳房的前部，以免乳汁分泌过急使婴儿呛咳，同时可避免乳头堵塞婴儿鼻孔妨碍呼吸。每次哺乳应先吸空一侧乳房，再吸另一侧；下次哺乳先吸上一次未吸空的乳房。

5）哺乳后，抱起婴儿轻轻拍背，排出咽入的空气，以防溢奶。

9. 添加辅食的意义是什么？

（1）补充乳类营养的不足。随着消化系统酶分泌的逐渐成熟、胃容量的增加、牙齿的萌出，小儿对营养的需求不断增加，而母乳中所含的铁、维生素等均不能满足其生长发育，需要另外补充。

（2）利于食物性状的转换。食物从流质、半流质饮食向固体饮食的转换，有利于锻炼小儿的咀嚼能力，满足其摄入量。在添加辅食的过程中，使小儿对各种食物的味道逐渐适应并产生兴趣，为断乳打下良好的基础。

（3）促进小儿生长发育。在添加的过程中，食具由奶瓶改为匙、碗，不仅可锻炼小儿进食的自理能力，而且在喂食中父母与小儿的相互影响可促进小儿智力及情绪的发展。

10. 何时给小儿添加辅食？

（1）根据小儿的体重决定是否添加辅食。一般，体重达到出生时的 2 倍可添加辅食；如果体重没有达到出生时的 2 倍，至少应达到 6 kg 才可添加辅食。

（2）小儿有吃不饱的表现。例如，小儿原来能一夜睡到天亮，现在却经常半夜哭闹，或者睡眠时间越来越短。每日母乳喂养次数增加到 8～10 次或喂配方奶粉 1 000 mL，但小儿仍经常处于饥饿状态，经常哭闹、想吃。

（3）6 个月左右是开始添加辅食的最佳时机。

（4）刚给小儿添加辅食时，小儿常常把喂进嘴里的东西吐出来。发生这种情况，并不是小儿不爱吃辅食。小儿这种伸舌头的表现是一种本能的自我保护，称为伸舌反射，说明还不到喂辅食的时候。伸舌反射一般 4 个月左右消失。

（5）如果把食物放进小儿嘴里，小儿咽下，并显得很高兴、很好吃的样子，说明他对吃东西有兴趣，这时可以放心给小儿添加辅食。如果小儿将食物吐出，把头转开或推开喂食者的手，说明小儿不想吃。此时，一定不能勉强，可以隔几日再试试。

11. 辅食的添加原则是什么？

辅食添加应由少到多、由稀到稠、由细到粗、由淡到浓、由一种到多种。

12. 辅食的添加顺序是什么？

月龄	食物性状	食量	添加辅食品种
4～6 个月	泥状食物	75～160 g	稀粥、蛋黄、鱼泥、菜泥、水果泥、动物血、豆腐、米汤、米糊等
7～9 个月	末状食物	220 g 左右	烂面、饼干、蛋、鱼、肉末等
10～12 个月	软碎食物	280 g 左右	稠粥、软饭、面条、豆制品、碎菜、碎肉、馒头等

13. 什么是高危儿？

高危儿是指围产期有危险因素的婴儿，如发生新生儿窒息、缺氧缺血性脑病、早产、严重黄疸的小儿等。高危儿要早期随访，预防脑性瘫痪。

14. 哪些高危儿是随访对象？

（1）母亲孕期感染、多胎妊娠、宫内窘迫。

（2）早产儿、低体重出生儿、过期产儿、先天缺陷出生儿，以及发生新生儿窒息者。

（3）患有缺氧缺血性脑病、颅内出血、高胆红素血症、低血糖的新生儿。

（4）营养不良、颅内感染、反复或长期感染、养育环境不良的小儿。

15. 高危儿出院后应什么时间随访？

一般出院 2 周进行第一次随访，视第一次随访结果预约第二次随访时间。生后 6 个月内每月 1 次，6 个月后每 2 个月 1 次。12 个月后每 3 个月进行 1 次常规体格检查与营养评价；1 岁内随常规体格检查同时进行神经运动测查。心理行为发育评价原则上 1 岁内每 3 个月进行 1 次，1~3 岁每半年进行 1 次。

16. 什么是免疫？

免疫分为主动免疫和被动免疫两种。

主动免疫是指给易感者接种特异性抗原，刺激机体产生特异性的免疫力。主动免疫制剂统称疫苗。被动免疫是指未接受主动免疫的易感者在接触传染源后，被给予相应的抗体，而立即获得免疫力，如受伤时注射破伤风抗毒素预防破伤风。下面介绍主动免疫种类及程序。

（1）乙肝疫苗：分别于出生后 24 h 内、1 个月、6 个月接种。

（2）卡介苗：出生后 24 h 内。

（3）脊髓灰质炎减毒活疫苗：简称脊灰减毒活疫苗和脊灰灭活疫苗。共接种 4 次，其中 2 月龄接种 1 剂脊灰灭活疫苗，3 月龄、4 月龄、4 周岁各口服接种 1 剂脊灰减毒活疫苗。

（4）百白破混合疫苗：简称百白破疫苗。应于婴儿 3 月龄、4 月龄、5 月龄，18 月龄各接种 1 剂。第 1、2 剂次，第 2、3 剂次间隔均应≥28 d。

（5）麻疹风疹联合减毒活疫苗（麻风疫苗）：8 月龄接种。

（6）麻疹腮腺炎风疹联合减毒活疫苗（麻腮风疫苗）：18~24 月龄接种。

（7）乙脑减毒活疫苗：应于 8 月龄、2 周岁分别接种 1 次。

（8）A 群流脑多糖疫苗：6~18 月龄接种 2 次，第 1、2 剂次之间间隔 3 个月。

（9）A 群 C 群流脑多糖疫苗：3 周岁、6 周岁分别接种 1 次。

（10）甲肝减毒活疫苗：18 月龄接种 1 次。或甲肝灭活疫苗：应于 18 月龄、24 月龄各接种 1 次。

如果小儿未按照上述推荐的年龄及时完成接种，应根据疫苗补种通用原则和每种疫苗的具体补种要求尽早进行补种。

17. 哪些情况不宜接种疫苗？

有以下情况的小儿，一般应禁忌或暂缓接种疫苗。

（1）患有皮炎、化脓性皮肤病、严重湿疹的小儿不宜接种，等待病愈后方可进行接种。

（2）体温超过 37.5 ℃，有腋下淋巴结或全身淋巴结肿大的小儿不宜接种，应查明病因，治愈后再接种。

（3）患有严重心、肝、肾疾病和活动性结核病的小儿不宜接种。

（4）神经系统（包括脑）发育不正常，以及有脑炎后遗症、癫痫病的小儿不宜接种。

（5）严重营养不良、严重佝偻病、先天性免疫缺陷的小儿不宜接种。

（6）有哮喘、荨麻疹等过敏体质的小儿不宜接种。

（7）当小儿有腹泻时，尤其是每日大便次数超过 4 次的患儿，须待恢复 2 周后，才可服用脊灰减毒活疫苗。

（8）注射过多价免疫球蛋白的小儿，6 周内不应接种麻疹疫苗。

（9）感冒、轻度低热等一般性疾病视情况可暂缓接种疫苗。

（10）空腹饥饿时不宜预防接种。

18. 什么是预防接种不良反应？

疫苗对于人体来说是一种异物，在诱导人体免疫系统产生对特定疾病的保护力的同时，可能会导致少数小儿出现一些不良反应，包括一般反应、异常反应、偶合反应。

19. 接种疫苗后的全身一般反应有哪些？应如何处理？

除体温上升外，部分接种疫苗者可能伴有头痛、眩晕、恶寒、乏力和周身不适等毒性反应，一般持续 1~2 d。个别受种者可发生恶心、呕吐、腹泻等胃肠道症状，一般以接种当日多见，少有持续 2~3 d 者。

出现全身一般反应时应加强观察，一般不需要任何处理。必要时适当休息，多喝开水，注意保暖，防止继发其他疾病。高热不退或伴有其他并发症者，则应密切观察病情，必要时送医院观察治疗。

20. 接种疫苗后的局部一般反应有哪些？应如何处理？

部分受种者在接种疫苗后数小时至 24 h 内在接种部位发生局部红、肿、浸润，并有轻度肿胀和疼痛。

一般不需要任何处理，经过适当休息即可恢复正常。较重的早期局部炎症可用干净的毛巾包裹冰袋冷敷，每日数次，每次 10~15 min。冷敷可助消肿，减少疼痛。但是卡介苗的局部反应不要做任何处理，必要时咨询接种医生。

21. 接种疫苗后多长时间方可离开医院？

接种疫苗后观察 30 min，若无异常情况可离开医院。

22. 什么情况下可接种疫苗？

身体健康（无发热、咳嗽、腹泻、慢性疾病的急性期发作）的情况下可接种疫苗。

23. 早产儿能否接种流感疫苗？

对患有慢性肺部疾病的早产儿接种流感疫苗特别重要。应从 6 月龄起，每年流感流行季节前进行流感疫苗接种。

24. 发生预防接种一般反应后，护士应怎样对家长进行健康宣教？

护士应首先向家长讲解一般反应的基础知识，使家长明白一般反应并不可怕，无论是局部反应还是全身反应，一般无须特殊处理，只需适当休息，多饮水，注意保暖，防止继发其他疾病就可以了。对于较重的局部反应，护士应教会家长使用清洁毛巾为小儿进行冷敷，每日数次，每次 10~15 min，以帮助消肿、减少疼痛。如果是卡介苗的局部反应，护士应告知家长不能做任何处理。对较重的全身反应，护士应对家长做好解释工作，以取得理解和配合。

25. 发现晕针后如何处理？

保持安静和空气新鲜，协助晕针者平卧，并取头低脚高位，同时松解晕针者衣扣，并注意保暖。轻者一般不需要特殊处理，可给予喝热开水或热糖水，短时间内即可恢复。在 3~5 min 仍不见好转者，应立即请医生诊治。

26. 小儿体检的内容有哪些？

小儿体检的内容包括测身高（长）、体重、微量元素和智商等。其他项目需要医生看过小儿后视情况再考虑是否需要做。

27. 入托体检包含哪些项目？

通常，入托体检包括身高、体重、血常规、肝功能，以及传染病相关检查如乙肝等。

28. 什么是多动症？有哪些主要表现？

注意缺陷多动障碍又称多动症，是指表现为持续的与年龄不相符的注意力不集中，并以多动和冲动为核心症状的小儿，属于破坏性行为障碍，同时合并品行障碍、对立违抗障碍、情绪障碍、学习障碍等多种心理病理的表现。

29. 多动症的病因有哪些？

多动症的病因和发病机制尚不明确，目前认为是多种因素相互作用所致。

（1）遗传、神经因素。

（2）环境因素：患儿母亲吸烟和饮酒、患儿早产、产后出现缺氧缺血性脑病及甲状腺功能障碍等。

（3）社会、家庭、心理因素的影响。

30. 如何照顾多动症小儿？

（1）多动症小儿的核心表现是注意力不集中，大多数小儿多动，但也有的不多动。治疗以训练小儿集中注意力为主，可给小儿安排有兴趣的学习或游戏。如果出现好动不要过多地责备和打骂，可以采取转移的方法。要帮助多动症小儿树立治病的信心，使其发挥主观能动性，加强自制力。

（2）合理安排作息时间，养成良好的生活习惯。

（3）家长和老师要多体谅、关心小儿，对其微小的进步，及时予以表扬、鼓励，切忌简单、粗暴或过分迁就。

（4）创造温馨和谐的生活环境，使小儿在轻松愉快的心情中成长。

（5）注意合理营养，使小儿养成良好的饮食习惯，不偏食、不挑食，保证充足的睡眠，加强体育锻炼，增强体质，防止疾病发生。

（6）尽量避免让小儿玩含铅的漆制玩具，尤其不能将这类玩具含在口中。

31. 多动症的发病年龄是多大？

多动症的症状大都在学龄前期（小于6岁）就已经出现，而到了小学学龄期（7~13岁），随着生活、学习矛盾突出，症状也更为明显。

32. 抽动症和多动症一样吗？

抽动症和多动症不一样。多动症即注意力缺陷多动障碍，是指与同龄小儿相比，有明显的注意力集中困难、注意力持续时间短暂、活动过度或冲动的一组综合征；抽动症是指突发性不规则肌群重复而间断的异常收缩。大多原因不明，情绪紧张可致发作加剧，睡眠时消失。

33. 多动症小儿在饮食上应注意什么？

调整饮食可能会改变多动症的症状只是一种假说。比较流行的说法是，如果避免某些特定的食物，如食糖、糖果、水杨酸添加剂，以及人工色素，则他们的症状会改善。在多动症的饮食研究方面，有各种不同的结果。一些保健专家认为，某些健脑食品，可以减少多动症的症状。高蛋白的食物，包括鸡蛋、肉类、豆类、坚果，可以提高注意力。

34. 如何给小儿正确测量体温？

测量体温前要先将体温计汞柱甩到 35 ℃ 以下，然后将体温计汞柱端置于腋下，汞柱端和腋下的皮肤紧密接触并夹紧，以免脱位或掉落。测量 5~10 min，取出体温计，读取温度数据，腋下如有汗液，需擦干再量。若测量时间未到，而松开腋下，则需要重新测量，时间需要重新计算。喝热饮、剧烈运动、情绪激动及洗澡需待 30 min 后再测量。

35. 小儿正常腋下体温是多少？超过多少度为发热？

小儿正常腋下体温为 36.0~37.4 ℃，当腋温超过 37.5 ℃ 时为体温过高，即发热。发热分 4 级。

低热：37.5~37.9 ℃。

中等热：38~38.9 ℃。

高热：39.0~40.9 ℃。

超高热：41.0 ℃ 以上。

二、 新生儿常见疾病知识与护理常识

36. 新生儿脐部如何护理？

新生儿出生后，应每日检查脐部有无出血、红肿及脓性分泌物等，可用无菌棉签蘸75%酒精擦拭消毒脐部，如果感染严重，需到医院就诊处理。脐带脱落后应注意脐窝有无分泌物及肉芽，有分泌物者先用3%过氧化氢（双氧水）棉签擦拭，再用0.9%生理盐水清洁，最后用0.2%~0.5%碘伏棉签擦拭，并保持干燥。如伴有其他症状时应及早就医。通常，新生儿脐带于3~7 d自然脱落，脱落后局部仍需保持干燥、清洁。

37. 新生儿红臀如何护理？

新生儿皮肤娇嫩，臀部易受大便污染和刺激而发生红臀。最好为小儿选择纯棉尿布，用后及时清洗、晾干和消毒。也可选择吸水性强、质量较好的一次性纸尿裤，每2~3 h需更换一次纸尿裤。每次大便后要用温水或柔软的湿巾彻底清洁臀部皮肤并擦干。必要时，可以涂鞣酸软膏等护臀霜保护皮肤，禁用粉类护臀。

38. 小儿排便异常怎么办？

正常母乳喂养的小儿大便为金黄色稀便。如果粪便呈水样或蛋花汤样，或含有黏液，需暂时禁食并到医院就诊处理。

39. 新生儿什么时间可以洗澡？

新生儿生后24 h即可洗澡。条件许可时，最好每日给其洗澡1次，一般选择在小儿喂奶1 h后进行，保持室温24~26 ℃，避免对流风。水温控制在38~39 ℃，每次洗澡时间不超过20 min，洗澡后用大浴巾将新生儿全身包裹，吸干其皮肤上的水分后及时穿衣。

40. 小儿所在的房间可以开空调吗？吹空调感冒了怎么办？

小儿所在的房间可以开空调，但应避免小儿被空调风直吹，控制室温在 24~26 ℃，相对湿度在 50%~60%。每日早、晚可各开窗通风 30 min。

小儿出现感冒症状要及时就诊，不要轻易给小儿吃感冒药，可以给小儿喝少量温水。

41. 小儿鼻塞怎么办？

小儿的鼻孔小，鼻黏膜非常敏感，当环境温度过高或过低时，刺激鼻黏膜，导致鼻黏膜血管扩张充血或产生鼻分泌物，造成鼻塞。鼻塞不影响哺乳时，父母不要过于担心，可以用棉签蘸温水湿润小儿鼻孔，使鼻腔分泌物自然排出，要注意调节环境温度。当鼻塞明显影响到哺乳或睡眠时，应该带小儿去医院就诊。

42. 新生儿发热能吃退热药吗？

新生儿发热禁用退热药。因为新生儿身体各组织和器官的功能发育尚不成熟，使用退热药易发生不良反应。所以新生儿发热时，最简单的方法就是打开包被散热，借助于皮肤蒸发散热达到降温目的。温水浴降温效果较好，但要注意避免受凉。

43. 如何理解小儿的哭声？

小儿哭声可代表不同的需求或病理状态。

（1）小儿饥饿时哭闹：声音洪亮，嘴巴不停寻找奶源并做出觅食动作，给予喂奶后即可安抚。

（2）身体不适时哭闹：声音尖利，身体扭曲，要及时查看小儿是否大小便或过热、衣服不舒服等；如果小儿温度低，四肢凉，哭声会减弱，甚至呻吟。

（3）心理需求时哭闹：是稍大一点的小儿寻求安慰的一种方法，小儿哭声时有时断，往往会盯着大人哭，要及时了解小儿需求给予安抚。

（4）疾病状态时哭闹：小儿的哭声比平常尖锐凄厉，烦躁不安，平常方法难以安抚，要尽快带小儿到医院就诊。

44. 过度保暖对小儿是否有好处？

小儿的体温调节中枢发育尚不完善，易受环境温度影响，过度保暖会使小儿体温升高，如果过热环境没有得到及时改善，小儿会出现多汗、脱水、酸中毒、缺氧、脑水肿，甚至死亡。

父母可根据室温、小儿的状态等判断保暖是否恰当。原则上以小儿面色正常、四肢温热且全身无汗为宜。

45. 给新生儿喂奶后为什么要抱起拍背？

新生儿胃容量小且呈水平位，贲门括约肌松弛，易出现胃食管反流。喂奶后竖起拍背，将胃内空气排出，并保持其右侧卧位，头位略高，有助于胃排空，防止反流或误吸造成窒息。

46. 如何判断新生儿喂养奶量是否合适？

奶量以喂奶后小儿安静、不吐、无腹胀和体重增长理想为标准。理想的体重增长标准为 $15\sim30$ g/d，生理性体重下降期除外。

47. 如何给小儿喂药？

小儿口服药一般为滴剂或溶液。如为溶液，用一次性注射器抽取所需的药量，将空奶嘴放入小儿口中，注射器弃去针头，对着奶嘴缓缓注入药物，小儿吸吮奶嘴自然就会吸入药液。如为片剂药物，应把药片碾成细粉，然后溶化在少许温开水中，同样用注射器抽取化好的药液，注入小儿奶嘴，自然服下。不可将药物与乳汁搅拌后同时喂服，喂药后要注意观察小儿反应。

48. 呛奶窒息如何急救？

小儿发生呛奶时，应立即将小儿头侧向一边或者让小儿侧卧，以免奶液流入气管。发生呛奶窒息时，应将小儿俯卧在抢救者的腿上，上身下倾 $45°\sim60°$，轻叩背部。同时拨打"120"，紧急入院救治。

49. 新生儿生理性黄疸的特点是什么？

新生儿生理性黄疸是新生儿早期，由于胆红素代谢的特点所致，血清未结合胆红素一过性增高的现象。生理性黄疸于生后 $2\sim3$ d 出现，$4\sim5$ d 达高峰。足月儿一般情况良好，黄疸持续 $7\sim10$ d 消退，早产儿可延长到 $2\sim4$ 周消退。

50. 新生儿病理性黄疸的特点是什么？

（1）黄疸在出生后 24 h 内出现。

（2）黄疸程度重，血清胆红素>220.6 μmol/L，或每日上升超过 85 μmol/L。

（3）黄疸持续时间长，足月儿>2 周，早产儿>4 周。

（4）黄疸退而复现。

51. 胆红素太高对婴儿有没有影响？

高胆红素积聚对神经细胞有毒性作用，抑制脑细胞能量代谢。延迟治疗会使脑细胞受损，影响小儿的智力、听力和视力发育。因此，小儿黄疸应及时就诊治疗。

52. 新生儿筛查包括哪些项目？

新生儿筛查项目包括甲状腺功能减退和苯丙酮尿症，部分地区筛查 G6PD（蚕豆病）。

53. 抚触有什么好处？

科学的抚触利于小儿的智能发育、体格生长发育，有助于增强免疫力、促进消化与吸收，减少小儿哭闹、增加睡眠，还可以促进小儿与父母的情感交流。

54. 什么是鹅口疮？

鹅口疮是由白念珠菌感染所引起的口腔黏膜急性假膜性损害，多见于新生儿及营养不良、腹泻、长期应用广谱抗生素或激素的小儿。新生儿多由产道感染，或因哺乳时乳头不洁及使用污染的奶具感染。

55. 鹅口疮的临床表现有哪些？

鹅口疮的主要临床表现为颊、牙龈、上腭黏膜表面和舌面出现白色或灰白色乳凝块样小点或小片状物，可逐渐融合成大片，不易拭去，若强行擦拭剥离后，局部黏膜潮红、粗糙，可有溢血。患处不痛，不流涎，不影响吃奶，一般无全身症状。以颊黏膜最常见。

56. 鹅口疮应如何处理？

（1）保持口腔清洁，可用2%碳酸氢钠溶液于喂奶前后清洁口腔。

（2）局部用药，局部涂抹制霉菌素甘油混悬液，每日2~3次。

三、 呼吸系统常见疾病知识与护理常识

57. 什么是哮喘?

哮喘是一种气道变应原性慢性炎症性疾病,包括气道炎症及气道内壁肿胀、气道狭窄、呼吸变得困难、气道高度敏感。冷空气、运动、尘螨或花粉等许多因素均可导致咳嗽、气喘、喘憋或者呼吸困难。

58. 哮喘有哪些症状?

哮喘小儿常有打喷嚏、流鼻涕、鼻子痒(过敏性鼻炎)、喉痒、咳嗽(过敏性咳嗽)等先兆症状;可有屡发的呼吸困难,伴有喘鸣音并以夜间和晨起为重,严重者可有肺气肿或呼吸功能不全。

59. 咳嗽变异性哮喘和哮喘是一种疾病吗?

咳嗽变异性哮喘也称隐匿性哮喘,是以咳嗽为主要或唯一表现的特殊类型的哮喘。

60. 什么是喘息性肺炎?

喘息性肺炎是以咳嗽、喘息和喘憋为主要表现的一种特殊型的肺炎,因其病变累及小气道即细支气管故又称毛细支气管炎。该病是婴幼儿时期比较常见的一种下呼吸道感染性疾病。主要表现为发热、咳嗽、喘息。肺炎的发病可急可缓,一般多在上呼吸道感染数日后发病;喘息性肺炎最初症状是发热或咳嗽,体温一般在38~39 ℃,若是腺病毒引起的可持续高热1~2周。

61. 小儿急性上呼吸道感染引起发热如何护理?

小儿急性上呼吸道感染发热要卧床休息,保持室内安静、温度适中、通风良

好。衣被不可过厚，以免影响机体散热。为保持皮肤清洁，避免汗腺阻塞，可用温热水擦浴，并及时更换被汗液浸湿的衣被。加强口腔护理。每 4 h 测量体温 1 次，并准确记录。如为超高热或有热性惊厥史者应 1~2 h 测量 1 次，退热后 1 h 复测体温，以防惊厥发生或体温骤降。如有虚脱表现，应予保暖，饮热水，严重者给予静脉补液，体温超过 38.5 ℃时给予物理或药物降温。

62. 如何护理肺炎患儿？

首先病房环境要适宜，病房安静，减少不必要的探视。每日开窗通风换气，保持空气新鲜。其次小儿要充分休息，需把测体温、换尿布、喂药等各项操作，尽量放在一起进行，以免打扰小儿休息。小儿患肺炎后家长也需要给小儿易消化、多水分、高热量、高维生素的食物，如米汤、豆腐脑、豆浆、八宝粥、婴儿米粉、鲜鱼汤，也可以给小儿喝些果汁、有营养的菜汤。尽量不要给小儿吃油腻的食物。

63. 如何预防小儿肺炎的发生？

发生上呼吸道感染易引起小儿肺炎，所以对于上呼吸道感染的小儿，要注意保持室内空气新鲜、安静，让小儿休息好。在饮食上要让小儿吃易消化、高热量和富有维生素的食物，以软、烂食物最好，有利于消化道的吸收。咳嗽时要拍拍小儿的背部，以利于痰液的排出。拍背时五指并拢，从下往上拍；房间内不要太干燥，小儿要适当地饮水，以稀释痰液，利于痰的排出。另外为预防小儿肺炎，小儿还要注意加强锻炼身体，增强抗病能力。同时，注意气候的变化，随时给小儿增减衣服，防止伤风感冒。社会上感冒流行时，家长不要带小儿到公共场所去。家里有人患感冒时，不要与小儿接触。

64. 如何护理上呼吸道感染的小儿？

首先，饮食上建议给小儿吃清淡而富有营养的食物，如米粥、面汤、鸡蛋羹、蔬菜等。此外，要给小儿多吃新鲜的水果，如苹果、梨。小儿呼吸道感染往往伴随有咳嗽，应多给小儿饮水，也可给小儿饮蜂蜜柠檬水，但 1 岁以下小儿不要加蜂蜜。

65. 如何护理哮喘小儿？

目前的医疗水平还不能根治小儿哮喘，只能通过系统地干预治疗和积极地生活方式预防来减少小儿哮喘的发病。

（1）在哮喘发作期，一定要注意让小儿多喝水、多休息，并让小儿接受专业、系统的治疗，积极控制小儿的病情，减缓小儿的发病症状。

（2）在哮喘缓解期，要保持小儿良好的情绪，尽量避免小儿因情绪波动而诱发哮喘。

（3）在哮喘缓解期，家长应帮助小儿做好防寒保暖工作，特别是在冬天和天气变化的时候，以防小儿出现感冒，或者因为冷空气的刺激而引起哮喘。

（4）在哮喘缓解期，家长还要注意小儿的饮食，在饮食上尽量以清淡营养为主，尽量避免给小儿进食辛辣刺激和容易引起过敏反应的食物，以免哮喘反复发作。

（5）在天气允许的情况下，可适当带小儿做些运动，增强小儿抵抗寒冷的能力，增强小儿的体质，预防疾病的发生。

对于小儿哮喘，预防是非常重要的，好的预防措施，不仅能减少小儿的发病，还能预防小儿哮喘的反复发作，甚至可能让小儿的哮喘不发作。

66. 如何护理百日咳小儿？

（1）充分休息。

（2）多摄入液体，要注意观察小儿是否有脱水症状。

（3）少食多餐，以免咳嗽后呕吐。

（4）为避免空气干燥，可使用加湿器，但要注意加湿器的清洁。

（5）保持空气清新，减少引起咳嗽的刺激，如不要在家吸烟。

（6）防止传染。教会小儿咳嗽时用纸巾挡住嘴，勤洗手。必须外出时应戴口罩。

四、 消化系统常见疾病知识与护理常识

67. 胃炎的病因是什么？

胃炎根据病程分急性胃炎和慢性胃炎两种。急性胃炎多由继发感染和应激反应引起；慢性胃炎与感染（幽门螺杆菌感染是主要病因）、胆汁反流、长期服用刺激性食物和药物、神经精神因素、慢性病、遗传因素，以及环境、免疫、营养等有关。

68. 小儿胃炎的护理要点有哪些？

（1）父母感染了幽门螺杆菌，其子女的感染机会比其他家庭高得多。幽门螺杆菌感染以"人—人""口—口"为主要的传播方式和途径，所以食具应分开使用，应用公筷夹菜。

（2）少给小儿吃洋快餐、油炸食品、可乐、咖啡等，这些食物会刺激胃酸和胃蛋白酶的分泌，给胃部带来很大负担。

（3）改变小儿挑食、偏食、厌食、饮食不规律的习惯。

（4）教育小儿注意口腔卫生，保护牙齿，养成每日早、晚刷牙的习惯。

（5）退热药对胃黏膜有刺激性，可以放在餐后吃，必要时可同服保护胃黏膜的药物。避免空腹服药。

（6）饮食要定时定量、均衡，宜进食易消化的食物，少食辛辣刺激的食物。

（7）减少压力，注意休息，保证睡眠，加强锻炼。

（8）注意卫生，减少小儿胃炎发病诱因。

（9）加强疾病意识，发现不适早期诊治，提高小儿健康水平。

69. 什么是便秘?

便秘是指持续 2 周或 2 周以上的排便困难或排便延迟。若便秘无病理生理学的客观依据,不能以炎症、解剖、代谢及神经病变解释者,即不存在引起便秘的器质性病变者称功能性便秘,也称特发性便秘。

70. 小儿便秘是怎么引起的?

凡是在患有器质性病变或疾病的基础上出现的便秘称继发性便秘。继发性便秘可由许多疾病引起,如肠管器质性病变、肠管平滑肌或神经源性病变、结肠神经肌肉病变、内分泌或代谢性疾病、系统性疾病、神经系统疾病、神经心理障碍、药物性因素等。不存在器质性病变的便秘称功能性便秘。功能性便秘可能与以下因素有关:饮食不足、饮食不当或食物过敏、排便习惯及精神因素、肠道运动功能失常、肠激素异常、肠道菌群失调、心理创伤及遗传因素。

71. 如何预防小儿便秘?

(1) 每顿准备的饮食要合理,要养成小儿每顿吃饭必吃完的好习惯。

(2) 要养成良好的生活习惯,饮食要多样化,应富含纤维素。少吃生冷食物,食量不宜过少,食物不可过于精细。

(3) 对于喝牛奶的小儿,要适时添加润肠辅食,如蔬菜汁、新鲜水果汁等,以防止大便过干、过硬,造成便秘。

(4) 适当运动。

(5) 要让小儿每日按时排便,以养成良好的排便习惯。

(6) 注意小儿的口腔卫生。

72. 新生儿肝炎综合征的护理要点有哪些?

(1) 房间要保持空气新鲜,阳光充足。

(2) 休息,减少消耗,适当给予镇静剂。

(3) 保持皮肤清洁。每周修剪指甲 1 次,给患儿佩戴防护手套,以防抓破皮肤,加重感染。便后温水清洗肛周并擦干,涂鞣酸软膏,防止红臀。

(4) 母乳喂养或给予低脂、高蛋白、高维生素饮食。不能进食者,可静脉供给营养,禁用对肝脏有损害的药物。

(5) 观察黄疸的变化情况及大小便的颜色、次数、量及性质,黄疸应随病情好转逐渐减退,若是进行性加重或出现烦躁、嗜睡及性格行为异常,要及时告知医生。

73. 婴幼儿腹泻的表现有哪些?

（1）轻型腹泻：以胃肠道症状为主，多在数日内痊愈。表现为食欲缺乏，偶有呕吐或溢奶；大便次数增多，但每次大便量不多；大便稀薄或带水，呈黄色或黄绿色，有奶瓣或泡沫，无脱水及全身中毒症状。

（2）重型腹泻：腹泻频繁，每日大便十余次至数十次，常伴有呕吐、腹胀、腹痛、食欲减退等，大便呈黄绿色水样或蛋花汤样，量多，有酸臭味，易发生脱水、代谢性酸中毒、发热、烦躁不安、嗜睡、萎靡，甚至昏迷、休克等。

74. 如何通过大便判断腹泻?

据两个方面来判断：大便的性状和大便的次数。如果大便性状表现为稀水、稀糊状，大便次数比平时增加 2~3 次或以上，就可以初步判断出现了腹泻。但如果小儿每日排 3~4 次大便，但每次都是成形的，则不认为是腹泻。

75. 无痛胃肠镜检查的优点有哪些?

无痛胃肠镜检查时，小儿没有恶心、呛咳、憋气、疼痛等不良反应，检查耐受性较高；无痛胃肠镜检查能减少患儿的痛苦，避免机械性损伤，有利于小儿在整个检查过程中保持生命体征平稳。

76. 小儿做胃镜检查的注意事项有哪些?

（1）检查前晚禁食 4~6 h，检查晨空腹。

（2）术后咽部可能会有轻微疼痛，无须特殊处理。

（3）术后禁食、禁饮 2 h，2 h 后可进少量水；无呛咳后方可进温凉流质饮食，注意避免过量，应少食多餐。

77. 什么情况下应该做胃镜?

胃镜检查的最大优点是快速、简便，可以当即对大部分患儿所患疾病进行初步诊断，并通过活检和病理学检查进一步明确病变的性质。如果出现以下情况，就要考虑进行胃镜检查。

（1）有吞咽困难、上腹疼痛、上腹胀满、胃灼热、呕吐等症状，未能确定病因者。

（2）原因不明的急性或慢性上消化道出血患儿。

（3）已经确诊的各类食管、贲门、胃、十二指肠病变，经治疗后需要随访观察者。

（4）食管、胃内异物取出或息肉电灼切除等，属于胃镜下的治疗范围。

78. 什么情况下应该做肠镜？

（1）有鲜血或暗红色血便，或便后滴血，考虑病变位置在结肠或直肠。

（2）反复腹泻或大便带脓血时。

（3）左下腹痛，大便时有下坠或排不尽感。

（4）大便习惯突然改变、排便困难。

（5）钡剂造影发现异常，需进一步检查大肠病变性质。

（6）大肠息肉或肿瘤治疗后复查。

五、 循环系统常见疾病知识与护理常识

79. 什么是先天性心血管病?

先天性心血管病简称先心病,是胎儿期心脏及大血管发育异常所致的先天性畸形,是常见的小儿心脏病。少部分先心病患儿在5岁前有自愈的机会,另外有少部分患儿畸形轻微,对循环功能无明显影响,因而无须任何治疗,但大多数患儿需手术治疗矫正畸形。

先心病与遗传、母体及环境因素有关,其具体遗传机制仍未完全阐明,直系亲属中有先心病的产妇生出先心病患儿的概率较正常人群明显升高。某些遗传病、先天性畸形的患儿常合并先心病。

80. 先心病患儿有哪些症状?

(1)经常感冒,反复出现支气管炎、肺炎。

(2)喂奶困难或拒食、呛咳,常出现吃奶有间歇、呼吸急促、面色苍白、憋气、易累、多汗等现象。

(3)皮肤持续出现发绀,尤其在唇、指(趾)甲床、球结膜表现最明显。手指及脚趾膨大如鼓槌状。

(4)行走或玩耍时常会蹲下片刻。

(5)发育明显落后,表现为瘦弱、营养不良、发育迟缓等。

(6)可出现胸痛、晕厥。

81. 为什么有的先心病患儿出现发绀,而有的不出现?

先心病根据左、右两侧及大血管间有无分流和临床有无青紫分为3类:左向右分流型(潜伏青紫型)、右向左分流型(青紫型)、无分流型(无青紫型)。不

能以是否存在发绀简单地评判先心病是否严重，以及预后是否良好。

82. 先心病的家庭护理应注意什么？

（1）尽量让小儿保持安静，避免过分哭闹，保证充足的睡眠。年龄大一点的小儿生活要有规律，动静结合，既不能在外边到处乱跑，也不必整天躺在床上，但一定要保证充足的睡眠，以减轻心脏负担。

（2）居室内空气流通，患儿应尽量避免在人多拥挤的公共场所逗留，以减少呼吸道感染的机会，应随天气变化及时增减衣物，密切注意预防感冒。

（3）定期去医院心脏门诊随访，严格遵照医嘱服药，不可随意增加或减少剂量，不可自行停药。若婴幼儿吃药后 15 min 内吐掉要及时准确补吃。常用药物：地高辛（强心药）、双氢克尿噻（排钾利尿药）、安体舒通（保钾利尿药）、卡托普利（降压药）、果味钾（补钾药）。服用地高辛前，需测量脉搏，若脉搏过慢，应立即停服 1 次；若连续出现脉搏过慢，应及时与医生联系并到医院就诊。

83. 先心病患儿经常感冒，应如何预防？

患有先心病的小儿体质差，抵抗力比一般的小儿弱，家长要给予更细心的呵护。尽量避免患儿出入公共场合，平时应避免与感冒、咳嗽的人接触，必要时可戴口罩。口罩必须保持清洁干燥；勤更换。随时注意小儿的保暖，特别是在季节变化时应根据环境温度及时增减衣物（较成人多一件夹衣即可）。先心病患儿易出汗，为避免经常更衣着凉引起的感冒，可用小方巾垫于前胸和后背，一旦汗湿更换小方巾即可。夏季应避免风扇、空调直吹患儿；冬季室内干燥时可放置加湿器，保持环境温湿度适宜。保持室内清洁，经常开窗通风。注意营养搭配，保证营养需求，以增强体质。安排好小儿的作息时间，保证睡眠和休息，根据病情安排适当的活动量，病情严重时要绝对卧床休息。有感染性疾病时，应尽早治疗。

84. 什么是先心病介入治疗？

先心病介入治疗就是在 X 线、食管超声等引导下，将穿刺针及导管沿血管插入要达到的心脏部位，进行影像学诊断后，对病变部位做定量定性分析，再选用合适的封堵器对病变实施封堵、扩张或栓塞的治疗方法。

目前，房间隔缺损、室间隔缺损、动脉导管未闭、肺动脉瓣狭窄可通过介入治疗根治，患儿术后能和正常人一样生活、学习和工作。介入治疗成功率已达 95%~100%。

85. 什么是窦性心律？每个人的心率是固定的吗？

正常的心搏由窦房结发起，节律整齐，因为来源于窦房结，所以医学上把它叫作窦性心律。心率不是永恒不变的，它受多种因素的影响，如体温、活动、进食、哭闹等。

86. 什么是窦性心律不齐？

婴幼儿由窦房结所控制的心律，其频率超过150次/min称窦性心动过速；低于60次/min称窦性心动过缓；心搏节律不整齐，吸气时心率增快，呼气时减慢，则称窦性心律不齐。

87. 快、慢、不齐的心搏是否就是心律失常？心律失常对小儿会有什么危害吗？

心律失常是指心脏冲动的频率、节律、起源部位、传导速度与激动次序的异常。医学上一般将心律失常归纳为缓慢性和快速性心律失常两大类。心搏慢的是缓慢性心律失常，包括心动过缓、停搏、传导阻滞等；相反则是快速性心律失常，包括期前收缩（又称早搏）、心动过速、扑动、颤动等。小儿最常见的异位快速心律失常是阵发性室上性心动过速。

心律失常的主要危险是由其产生的严重心动过速或心动过缓，可导致心搏出量的降低，并可能引起晕厥或猝死。但大多数心律失常并无生命危险，如单纯房性、室性期前收缩可存在于正常小儿中。

88. 什么是阵发性室上性心动过速？

阵发性室上性心动过速是小儿最常见的异位快速心律失常。本病是对药物反应良好的儿科急症之一。若不及时治疗，易致心力衰竭。本病可发生于任何年龄，容易反复发作，但初次发病以婴儿时期多见。

89. 引起小儿高血压的病因是什么？

高血压是以血压升高为主要临床表现的综合征。高血压是多种心、脑血管疾病的重要病因和危险因素，影响重要脏器，如心、脑、肾的结构与功能，最终导致这些器官的功能衰竭。小儿高血压多继发于肾脏疾病、先天性心脏病、内分泌疾病或颅压升高等，为继发性高血压。肥胖是血压升高的重要危险因素。病因不明的原发性高血压在儿科甚为少见。

90. 怎样判定高血压水平?

目前中国小儿高血压标准是:新生儿>90/60 mmHg;婴幼儿>100/60 mmHg;学龄前小儿>110/70 mmHg;学龄小儿>120/80 mmHg;13 岁以上小儿>140/90 mmHg。高血压不能只凭单次测量血压偏高而诊断,必须在三次不同日期重复测量均超标才可诊断。

91. 什么是川崎病?

川崎病又称皮肤黏膜淋巴结综合征,是一种以全身中、小动脉炎性病变为主要病理改变的急性发热出疹性疾病,表现为急性发热、皮肤黏膜病损和淋巴结肿大。好发于婴幼儿。川崎病最严重的危害是冠状动脉损伤所引起的冠状动脉扩张和冠状动脉瘤,是儿童期后天性心脏病的主要病因之一。

川崎病的症状有:高热(39.0 ℃以上),皮疹,指(趾)端硬肿,眼结膜充血,口唇红肿、干燥、皲裂,口腔黏膜充血,淋巴结肿大,手指端及肛周皮肤脱皮,冠状动脉病变。

通常,使用丙种球蛋白治疗,用后的 1~2 d,患儿体温可降至正常。一般情况下,川崎病多数预后良好,少数会有冠状动脉瘤的形成。

川崎病患儿出院后需要复诊。无冠状动脉病变患儿应于出院后 1 个月、3 个月、6 个月、1 年复诊,复诊时应检查心脏彩超、心电图。

92. 心肌炎是否能上体育课?

心肌炎急性期需要绝对卧床休息,患儿体温稳定 3~4 周,基本恢复正常时可逐渐增加活动量。恢复期继续限制活动量,一般总休息时间不少于 6 个月。应注意为患儿建立一个愉悦的休息环境,按时作息。避免参加剧烈的体育活动,如快速跑、长跑、跳绳、跳远等。增加活动量以不出现心慌、胸闷为宜。同时要保证足够的休息与睡眠,避免感冒等。此外,要合理饮食,多食新鲜蔬菜、水果,达到膳食均衡。

六、 神经系统常见疾病知识与护理常识

93. 引起抽搐的原因有哪些？小儿发热抽搐是怎么回事？

感染是引起抽搐的常见原因，常有发热，热度高低不一，病因有：①颅内感染，如细菌、病毒、原虫、真菌等引起的脑炎、脑膜炎及脑脓肿；②颅外感染，如热性惊厥，其他部位感染引起的中毒性脑病、败血症、破伤风等。

非感染性病因有：①颅内疾病，如产伤、脑外伤、癫痫、先天性脑发育异常、脑瘤等；②颅外疾病，如窒息、缺氧缺血性脑病、代谢性疾病（包括水、电解质紊乱，肝、肾衰竭，中毒，遗传代谢病等）。

小儿发热抽搐常见于热性惊厥，其发作均与发热性疾病中体温骤然升高有关，多见于6个月~3岁的小儿，男性稍多于女性，绝大多数5岁后不再发作。

94. 小儿抽搐时家长应该怎么办？

发现小儿抽搐时，家长应保持镇静，不要慌张，立即协助小儿侧卧或头偏向一侧，以利于口鼻中分泌物流出；及时清除小儿口鼻中的分泌物，保持呼吸道通畅，以免呛咳窒息；移开旁边的障碍物及松开衣物，务必"创造一个安全的环境"，让小儿"安全地结束发作"。切忌强行按压肢体，以免骨折；另外也不要大声叫喊或用力摇晃企图使抽搐停止。可用拇指按压小儿人中、合谷等穴位。抽搐停止后，小儿会面临一段所谓的"发作后疲倦期"，这时小儿还没有完全清醒，家长需要在一旁安静陪伴至完全清醒，并尽快到医院进一步查明病因。如小儿5 min以上不能缓解或短时间内反复发作，预示病情较重，必须急送医院。向医生报告抽搐发生的时间、抽搐次数、持续时间、抽搐表现，如发作时意识是否丧失、两眼有否凝视或斜视、四肢状态、大小便有无失禁，以及抽搐前后的其他表

现等，以便医生做出准确诊断和及时处理。

95. 热性惊厥有哪些表现？预后怎样？

热性惊厥是儿童时期最常见的惊厥性疾病，多发生于上呼吸道感染的初期，当体温骤升至 38.5~40 ℃（多见于 39 ℃）时，突然发生惊厥。患儿多有热性惊厥的家族史。典型表现为意识丧失，头向后仰，眼球固定、上翻或斜视，面部及四肢肌肉呈强直性或阵挛性收缩，口吐白沫，牙关禁闭，面色青紫，部分患儿有大小便失禁。通常持续数秒至数分钟缓解。

单纯性热性惊厥预后良好，对智力、学习、行为均无影响，随着年龄的增长，大脑发育逐步健全，一般不会再发生。有 3%~4% 的患儿转为复杂性热性惊厥或癫痫。

96. 如何预防热性惊厥？

注意平时加强护理，合理喂养，防积食，随天气变化及时增减衣物，防受凉、感冒，增强体质，减少生病。在患感冒或发热性疾病初期，应及时口服退热剂及镇静剂，或采用物理降温，以防体温突然升高而发生抽搐。

97. 什么是病毒性脑炎？预后怎样？

病毒性脑炎是病毒直接侵犯脑组织而引起的颅内急性炎症。病情轻重不一，有的很严重，有的较轻微；有的会有很严重的后遗症，有些则可以完全康复，与所感染病毒的种类、侵犯的程度有关。

98. 病毒性脑炎是怎么引起的？家长应注意什么？

病毒经肠道或呼吸道进入淋巴系统繁殖，然后经血流感染颅外某些脏器。若病毒在定居脏器内进一步繁殖，即可侵入脑组织引起脑炎。引起病毒性脑炎的病毒 80% 为肠道病毒，包括柯萨奇病毒、埃可病毒，其次为虫媒病毒、腺病毒、腮腺炎病毒、水痘病毒等。目前临床上仅能在 1/4~1/3 的中枢神经病毒感染病例中确定其致病病毒。

小儿一旦出现发热、头痛及呕吐等不适，家长应特别注意，及时带其就诊。如果小儿出现精神差、惊颤、抽搐等情况，则表明病情重。家长带小儿就诊时，要告诉医生，小儿病前有无传染病接触史，服药、中毒、外伤史，遗传病史，发病的时间、症状，等等。

99. 如何预防病毒性脑炎？

麻疹、流行性腮腺炎、风疹、水痘疫苗的应用，不但可以预防这些疾病，还可使病毒性脑炎的发生率明显下降。每年春季接种的乙脑疫苗是预防乙型脑炎的。肠道病毒引起的脑炎的预防，以勤洗手、多饮水、勤晒被褥、注意室内通风等为主。

100. 什么是化脓性脑膜炎？

化脓性脑膜炎是由各种化脓性细菌感染引起的急性脑膜炎症，多见于婴幼儿，以急性发热、惊厥、意识障碍、颅内压增高和脑膜刺激征及脑脊液脓性改变为特征。

101. 化脓性脑膜炎一定要用"高级"抗生素吗？会留后遗症吗？

抗生素无"高级"和"低级"之分，治疗时要选择对病原菌敏感、容易透过血脑屏障、在脑脊液中可达到有效浓度的药物。只要早期、足量、联合选用有效的抗生素，治疗效果就好，发生后遗症的可能性就小。

102. 如何预防和护理化脓性脑膜炎的小儿？

（1）预防：平时养成良好的生活习惯，注意保暖、多晒太阳、呼吸新鲜空气、进行必要的户外活动以增强身体抵抗力，不与患呼吸道感染的患儿接触，以防止交叉感染。注意饮食卫生，勤洗手。积极治疗鼻窦炎、中耳炎等邻近组织感染。

（2）护理：

1）保证急性期患儿卧床休息，保持室内安静，经常通风换气。

2）给予患儿易消化、富有营养的流质或半流质饮食。呕吐频繁、意识障碍者遵医嘱给予静脉营养或鼻饲。

3）注意观察小儿的精神、反应、面色、生命体征、前囟及头围变化。意识障碍者注意观察瞳孔变化。

4）做好安全防护，防坠床、跌倒，防呛咳窒息。

103. 为什么要做腰椎穿刺术？

腰椎穿刺术简称腰穿，是神经科常规穿刺检查。对疑诊为脑炎、脑膜炎等神经内科疾病的患儿，必须进行腰椎穿刺术检查。此项检查可帮助明确诊断、确定治疗方案，是许多无创性检查不能替代的。受民间传统观念的影响，有些家长认为，腰椎穿刺会使小儿变傻或产生瘫痪等后遗症，这是一种误解。相反，如果家长不配合医生及时给小儿做腰椎穿刺检查，很有可能延误诊治而导致不可逆的脑损伤。

104. 腰椎穿刺术危险大吗？

腰椎穿刺术虽然是一项损伤性检查，但只要操作得当是没有危险的。腰椎穿刺术是为了采集脑脊液而进行的操作。脑脊液检查可帮助明确诊断及判断病情轻重。如果穿刺部位有感染、怀疑有肿瘤、颅内压很高或患儿极度不配合，则不宜行腰椎穿刺术。

105. 小儿腰椎穿刺术后需要注意什么？

（1）小儿腰椎穿刺术后应按压穿刺部位 3~5 min，防止穿刺部位渗出；有渗出倾向的小儿可延长按压时间至无渗出为止。

（2）需要去枕平卧 4~6 h，期间不可以抬高头部或坐起，以免出现头晕、头痛等不适。

（3）可适当转动身体、翻身、床上大小便，头偏向一侧进食。

（4）保持穿刺部位清洁干燥，防止敷料脱落。有渗出时，应及时更换无菌纱布。

106. 什么是癫痫？癫痫是一种严重的疾病吗？

癫痫是一种慢性脑部疾病，其特点是持续存在能产生癫痫发作的脑部持久性改变，并出现相应的神经生物学、认知学、心理学及社会学等方面的障碍。一些病史较长的患儿常出现行为怪异，表现为少言寡语、性格孤僻、易冲动暴怒、多疑等。癫痫是否属严重的病症，要看其发作形式及发作的病因，一些癫痫发作有时很突然，易造成意外伤害；个别癫痫可出现癫痫持续状态，危及生命。结节性硬化或其他脑发育畸形所引起的婴儿痉挛症，可有频繁癫痫发作、智力运动进行性倒退、脑电图特殊异常，并较难控制，预后差，这就属于严重的病症。

107. 确诊癫痫需要做哪些检查？

（1）脑电图：24 h 视频脑电图对诊断和分型有重要价值。

（2）影像学检查：头颅 CT、磁共振成像（MRI），对确定病因有很大帮助。

（3）实验室检查：血、尿及脑脊液检查等可协助查找病因，排除中枢神经系统感染。

108. 癫痫如何治疗？预后如何？

（1）治疗：主要为抗癫痫药物治疗，按发作类型合理选用药物是预后成败的关键。

（2）预后：一般临床上 60%~70% 的癫痫患儿发作能够得到完全控制，但仍有 20%~30% 的患儿为药物难治性癫痫，需考虑合理选用多药治疗、生酮饮食疗法或外科手术治疗等。

109. 癫痫药物治疗期间家长应注意些什么？

家长要保证小儿按时、按量服药，切记不可随便更换药物种类、剂量，或擅自停药，药物的调整应在专科医生指导下进行。有的家长怕长期用药对小儿产生损害，一见病情缓解，就自行停药，结果导致病情反复、加重，反而对小儿产生不良影响。家长要仔细观察小儿癫痫发作情况有无改善或变化，比较药物治疗前后的变化，判断药物是否有效，还要注意观察药物的不良反应，如过敏等。

110. 如何照顾癫痫小儿？

合理正确地安排小儿正常的生活和学习。保持小儿规律的生活，充足的睡眠，营养均衡的饮食。多食含叶酸、维生素 B_6 丰富的食物，如深绿色蔬菜、坚果、蛋、小麦胚芽等。不吃辛辣刺激性食物。不在短时间内大量饮水，避免睡眠不足及情绪波动。不过分溺爱小儿，否则会妨碍其人格、心理的健康发展。根据小儿年龄，可以让其做一些力所能及的事情，在保证安全的前提下适量的运动对小儿的身心健康大有益处。学龄小儿只要发作不频繁，可以参加学校生活；发作频繁者，则不宜参加学校生活。要避免剧烈运动和参加危险活动，不玩惊险刺激的游戏。在癫痫尚未控制时不宜单独外出，以防止发生交通意外。切记遵医嘱按时按量服药，不随意停药、减药，定期复诊。

111. 为什么小儿服用癫痫药物需要定期复诊？

小儿服用癫痫药物期间，需要定期到医院复诊是因为：

（1）进行血常规、肝、肾功能等检查，监测药物的不良反应。

（2）复查血液中药物浓度（采血当日清晨不要服药，随身携带药物待抽血后及时补服）。

（3）医生根据小儿的临床表现、化验检查结果等对药物剂量进行调整。

112. 小儿患面神经炎后在日常生活中应该注意什么？

小儿患面神经炎应尽量多休息，急性期减少外出，外出时需戴口罩，避免面部受凉，注意防寒、保暖。注意合理饮食，加强营养，以增强抵抗力，不吃辛辣刺激食物。神经功能开始恢复，进食时可将食物放在患侧颊部，细嚼慢咽，以促进患侧肌肉群被动锻炼。

113. 患面神经炎小儿如何做面部护理及锻炼？

小儿洗脸时应用温水，每日热敷患侧面颊 3~4 次，每次 15~20 min。用手掌贴于患侧面部做环形按摩，用力应轻柔、适度、持续。让小儿鼓腮，漏气时用手上下扶住口轮匝肌进行锻炼。因小儿患侧眼睑不能闭合或闭合不全，导致角膜长期外露，易引起感染，损伤角膜，平时需要减少光源刺激，尽量避免用眼过度，少看电视及电脑。给小儿进行眼轮匝肌的按摩时，让小儿闭眼，由上、下眼睑或眼眶下缘间的凹陷处开始，用中指指腹由内向外，再由外向内轻轻推拉，以帮助眼睑功能恢复，完成闭眼运动。

114. 如何预防面神经炎？面神经炎预后如何？

（1）预防：小儿在日常生活中需要加强锻炼，提高身体素质，避免过度劳累，减轻学习压力。患感冒、牙痛或者中耳炎等疾病时要及时系统治疗。

（2）预后：面神经炎预后取决于病情的严重程度及处理是否及时、准确。约 75% 的患儿在病后 2~3 个月内可完全恢复。若肌电图检测面神经提示轴索变性反应，病情可能迁延 6 个月之久不能完全恢复。一般说，病程超过 6 个月尚未恢复者，日后难以恢复。

七、 内分泌系统常见疾病知识
与护理常识

115. 什么是血糖?

血液中的葡萄糖简称血糖,正常人空腹时血糖一般在 3.9~6.1 mmol/L,餐后 2 h 不超过 7.8 mmol/L。

116. 什么是胰岛素? 它的作用是什么?

胰岛素由胰腺中的胰岛细胞分泌而来。它是人体唯一能直接降低血糖的蛋白质。它可以把葡萄糖从血液运送到身体细胞中提供能量;维持血液中葡萄糖的正常水平,防止血糖浓度过高对器官造成的损害。

117. 什么是糖尿病? 有哪些症状?

糖尿病是胰岛素分泌缺陷或(和)胰岛素作用障碍导致的一组以慢性高血糖为特征的代谢性疾病。慢性高血糖可导致多种损伤,特别是眼睛、肾脏、神经、心血管的长期损伤、功能缺陷和衰竭。

糖尿病典型的"三多一少"症状是指多饮、多尿、多食、体重减轻。

118. 小儿糖尿病的诊断标准是什么?

小儿有糖尿病"三多一少"症状的同时,下面任意一项检测结果是阳性即可诊断为糖尿病。①随机血糖≥11.1 mmol/L;②空腹血糖≥7 mmol/L(指至少 8 h 没有进食热量);③口服葡萄糖后 2 h 血糖≥11.1 mmol/L。无糖尿病症状者,需另日重复进行上述检查。

119. 如何判断糖尿病患儿的血糖水平？高血糖和低血糖分别有哪些表现？

对于大部分糖尿病患儿来说，空腹血糖≥7.2 mmol/L，表明血糖高，需要调整治疗；血糖≤3.9 mmol/L，属于低血糖，但有时血糖未低于3.9 mmol/L时，也会出现低血糖反应。

高血糖的表现有：口渴；多饮；尿量多，小便次数多；感觉虚弱或疲惫；视物模糊；也可能没什么特别感觉。

低血糖的表现有：发抖、紧张、心慌、易怒、焦虑等；出汗或虚弱；乏力或饥饿难耐；头痛；面色苍白、晕眩或反应迟钝、神志不清。

120. 什么是糖尿病酮症酸中毒？

糖尿病酮症酸中毒是体内胰岛素严重缺乏或（和）胰岛素作用障碍引起的高血糖、高血酮、酸中毒的一组临床综合征，是糖尿病最常见的急性并发症之一，多发生于1型糖尿病患儿，2型糖尿病患儿在某些情况下亦可发生。

糖尿病酮症酸中毒患儿大多具有多饮、多食、多尿、体重下降等糖尿病的特征表现，还有恶心、呕吐、腹痛、食欲减退，并迅速出现脱水和酸中毒征象，如皮肤黏膜干燥、呼吸深长、呼气中有酮味、脉搏细速、血压下降，随即可出现嗜睡、昏迷，甚至死亡。

121. 小儿注射胰岛素部位应注意什么？

小儿糖尿病多属于1型糖尿病，即胰岛素依赖型糖尿病，需长期注射胰岛素治疗。家长在为患糖尿病小儿注射胰岛素时，注射部位可选择上臂外侧、臀部、腹部及股前部。为避免局部皮下脂肪萎缩、硬化，每次注射需更换注射部位和注射针头，两个注射部位之间需间隔1 cm。

122. 糖尿病患儿能吃水果吗？饮食上应注意什么？

糖尿病患儿当血糖尚未控制好时暂不要吃水果。当血糖控制达标后可试着吃水果，可在两顿饭之间血糖最低时吃水果。应于餐后30 min、1 h、2 h测血糖，根据血糖结果决定吃什么水果、吃多少量。

易于使血糖迅速升高的食物不宜多吃，如白糖、红糖、冰糖、葡萄糖、麦芽糖、蜂蜜、巧克力、奶糖、水果糖、蜜饯、水果罐头、汽水、果汁、甜饮料、果酱、冰激凌、甜饼干、蛋糕、甜面包及糖制糕点等。

糖尿病小儿的血糖值就好像坐滑梯一样容易受生活习惯的影响而忽高忽低。

贪吃甜食血糖值容易升高；运动过度则容易出现低血糖反应。家长应在营养师的指导下，制订平衡膳食计划，坚持实行。

八、 血液系统常见疾病知识与护理常识

123. 什么是白血病？

白血病是一类起源于造血（或淋巴）干细胞的恶性疾病。在骨髓和其他造血组织中白血病细胞广泛而无控制地增生，并浸润、破坏全身各组织器官，产生各种症状和体征，正常造血功能受抑制，外周血中出现幼稚细胞。

临床上白血病常以进行性贫血、持续低热、出血，以及肝、脾、淋巴结肿大为主要症状和体征。

124. 白血病患儿为什么要做骨髓穿刺术？骨髓穿刺术对身体有害吗？

白血病是造血系统的疾病，单纯地抽血化验看的只是外周血中血细胞的变化，容易与其他疾病混淆，所以诊断有无造血系统的病变必须做骨髓穿刺；此外，骨髓检查可区分疾病类型及对治疗的反应，了解疾病进展，以利于采取相应的治疗措施。

骨髓穿刺抽取的骨髓是极少量的，一般为 0.12 g（约 0.1 mL），而且身体每日还不断有大量骨髓细胞再生，所以骨髓穿刺抽取的骨髓量与人体骨髓总量相比是微不足道的，不会对身体造成伤害。

125. 为什么白血病患儿要做腰椎穿刺术？腰椎穿刺术对身体有害吗？

白血病细胞的广泛浸润，使白血病患儿体内几乎无一器官或系统能够得以幸免。当白血病细胞侵犯中枢神经系统，引起头痛、恶心、呕吐、神经麻痹或偏瘫，甚至昏迷时，我们称之为中枢神经系统白血病。中枢神经系统白血病是导致患儿死亡的原因之一，也是白血病复发的重要原因。尤其是急性淋巴细胞白血病，引起中枢神经系统白血病的发生率较高。诊断中枢神经系统白血病主要借助

于腰椎穿刺术，通过测定脑脊液压力并检查脑脊液中的细胞数、蛋白和糖的含量来分析和诊断。如果在脑脊液中找到白血病细胞，则更是确诊的依据。一旦确诊中枢神经系统白血病，治疗也需借助于腰椎穿刺术，即通过腰椎穿刺术向脑脊液中注入化疗药物。此外，每次腰椎穿刺术抽取脑脊液检查后，常规向脑脊液中注入适量化疗药物，对预防中枢神经系统白血病也有积极意义。因此，腰椎穿刺术既是诊断也是防治中枢神经系统白血病的主要手段。

126. 急性白血病的护理诊断有哪些？

（1）有感染的危险：与机体免疫力低下、中性粒细胞减少有关。

（2）活动无耐力：与贫血引起的组织缺氧、白血病代谢增高等有关。

（3）有受伤的危险：与血小板减少有关。

（4）自我形象紊乱：与化疗药物引起的不良反应有关。

（5）体温过高：与感染、肿瘤细胞代谢亢进有关。

127. 白血病患儿化疗不良反应的护理措施有哪些？

（1）感染：保护性隔离，防止交叉感染。粒细胞计数极低和免疫功能低下者应住单间，有条件者住空气层流室。房间每日消毒。限制探视，感染者禁止探视。注意手卫生。

（2）消化道症状：①饮食宜清淡，少食多餐。②应尽量避免进食过多的液体食物，宜吃一些偏干的食物，如烤面包、干饭、饼干。③避免甜食、油炸、高脂肪的食物。化疗时，医生也会开低脂饮食医嘱，这是因为门冬酰胺酶化疗会影响胰腺功能，因此应减少油脂摄入，采用低脂饮食。低脂饮食不是无脂饮食，而是减少脂肪的摄入量。烹调采用蒸、煮、炖的方法，减少用油量。烩菜选用瘦肉，可去皮后烹调。蛋类可只食用蛋白部分。不饮用全脂牛奶。可多食用蔬菜。④勿食用过冷、过热食物。⑤进食时应细嚼慢咽及放松心情。⑥避免接触刺激性气味。

（3）形象改变：脱发、紫癜、白血病面容等可造成心理障碍，应根据不同情况，提出针对性方案。对于化学治疗造成的严重脱发，建议给小儿使用毛巾或围巾盖住头部，或在化疗开始时为小儿选择喜欢的假发。刚开始脱发时小儿可能不太容易接受，有时会感到生气、忧郁或无奈，要帮助小儿把不良的情绪发泄出来，使小儿心里感到舒服。告诉小儿头发会重新长出来的。

128. 白血病患儿的饮食指导有哪些？

（1）饭前彻底清洗双手及碗筷，条件允许可对碗筷进行消毒。

（2）食用新鲜的食物，隔夜饭菜需进行彻底的加热方可食用，冷藏的食物可在室温中放置一段时间再食用，不吃街边小吃、过期及腐败食品。

（3）水果食用前用专用的水果清洗剂浸泡 0.5~1 h，去皮食用。

129. 白血病患儿健康教育内容有哪些？

（1）讲解白血病的有关知识，化疗药物的作用和不良反应。教家长学会观察患儿异常情况。让他们明确坚持长期化疗的重要性。鼓励患儿参加体育锻炼，增强抗病能力。重视患儿心理状况，正确引导，使患儿在治疗疾病的同时，心理及智力也得以正常发展。

（2）出院后家长尽量放松心态，减少心理压力。在患儿面前不可表现出太大的悲伤情绪，也不可让小儿觉得自己和别人有很大的区别。

（3）养成良好的卫生习惯，家中保持整洁，室内暂时不要放鲜花，垃圾桶要加盖，垃圾存放的时间不宜超过 2 h。

（4）尽量少去公共场所，在人多的环境中必须戴口罩，要勤换口罩。

（5）避免接触正在生病的人群。

（6）注意休息、劳逸结合，保持乐观、积极、向上的生活态度。做到生活起居有规律，合理膳食，可多摄入一些高纤维素，以及新鲜的蔬菜和水果，保持营养均衡；荤素搭配，食物品种多元化，充分发挥食物间营养物质的互补作用；定期随访。

130. 白血病患儿鼻出血该怎么处理？

保持鼻黏膜湿润，不能用手挖鼻孔。在家里如果患儿轻微鼻出血时，无须处理即可停止。如出血量较大，不易止住时，家长要稳定患儿的情绪，让患儿将口中的血液尽量吐出，勿咽下以免刺激胃肠黏膜引起恶心、呕吐；小儿最好采取坐位，用清洁棉球浸湿，拧干后塞入鼻腔。如出血量大不易止住，应立即到医院找五官科医生处理。

131. 如何预防白血病？

母亲孕期感冒或孕期服药，接触放射性的物质或接触有害环境都有可能会间接地影响胎儿的发育，因此应避免。在生活中避免食用垃圾食品、不良添加剂饮料等，避免接触或生活在有辐射的地方。

132. 缺铁性贫血的病因、临床表现有哪些？

铁的需要量增加而摄入不足，以及铁元素吸收不良、失血等均可引起缺铁性贫血。患儿一般表现为头晕、面色苍白、乏力、易倦、心悸、活动后气短、眼花及耳鸣症状。

133. 什么是溶血性贫血？临床表现有哪些？

溶血性贫血是指红细胞遭破坏致使其寿命缩短，且溶血程度超过骨髓造血代偿能力时所引起的贫血。临床表现有贫血、黄疸、脾大、网织红细胞增高、骨髓幼红细胞增生。

溶血性贫血表现与起病缓急、溶血程度及溶血场所有关。可分为急性和慢性两种。

（1）急性溶血：起病急，如血型不合输血。早期表现为腰背四肢酸痛，且逐渐加重，伴头痛、恶心、呕吐、腹痛、腹泻、寒战高热等。急性溶血主要在血管内溶血者可出现血红蛋白尿，患儿多有明显贫血、黄疸。严重溶血可引起周围循环衰竭、休克、急性肾衰竭等。

（2）慢性溶血：起病缓慢、症状较轻，可有不同程度的贫血和黄疸，肝脾多增大，在疾病过程中常可并发急性溶血。由于长期高胆红素血症，可合并胆石症和肝功能损害。

134. 如何对溶血性贫血患儿进行健康教育？

向患儿讲述溶血性贫血是指红细胞受损破裂而溶血，要认识其受损诱因，且必须避免。上述疾病为遗传性疾病，不能根治，加强预防诱因可减少发作，不发作时可与常人一样学习。

135. 溶血性贫血患儿的用药护理有哪些？

糖皮质激素多用于治疗自身免疫溶血性贫血。该药物使用时间长，应注意不良反应，定期测血压、血糖，观察大便情况，评估有无上消化道出血。

136. 再生障碍性贫血患儿鼻出血的预防及护理有哪些？

保持鼻腔湿润；少量出血，用棉球填塞，无效时用0.1%肾上腺素棉球填塞，局部冷敷。大量出血请专科医生处理。

137. 再生障碍性贫血患儿的饮食应该注意什么？

忌辛辣刺激性、生冷油腻食物；给予高蛋白、高维生素、易消化的食物，如蛋类、瘦肉、乳类、动物肝脏、新鲜蔬菜和水果、大枣、花生、桂圆等。

138. 再生障碍性贫血患儿预防感染时，要注意什么？

观察有无感染征象；鼓励进食高热量、高蛋白、高维生素的食物；进餐前后、睡前、晨起后，用盐水漱口；保持皮肤清洁，定期洗澡；保持室内清洁，空气流通；遵医嘱皮下注射浓缩粒细胞，增强机体免疫力。

139. 特发性血小板减少性紫癜的临床表现有哪些？病情观察要点有哪些？

特发性血小板减少性紫癜以皮肤黏膜或内脏出血为主要表现，严重者可有鼻出血、牙龈渗血或严重吐血、咯血、便血、尿血等症状，颅内出血是本病的致死病因。

应严密观察患儿出血情况，注意有无血尿、黑便及颅内出血的表现。

140. 如何护理特发性血小板减少性紫癜患儿？

（1）穿刺部位护理：延长按压部位的时间，大于 10 min（抽血时应尽量避免穿刺颈静脉、股静脉）。

（2）生活护理：宜进半流质、少渣、无刺激性食物。对于出血严重者应绝对卧床休息，缓解后方可根据病情逐渐增加活动量，活动过程中要防止外伤，注意安全。

（3）出血护理：

1）口鼻黏膜出血：可用浸有 1% 麻黄碱或 0.1% 肾上腺素的棉球、纱条或明胶海绵局部压迫止血。无效者，应请耳鼻咽喉科医生会诊。出血严重的患儿应遵医嘱给予止血药。

2）消化道出血：要时刻观察便血量及有无呕血，并记录相关数据。腹壁内有出血状况，则需要特别关注患儿有无休克的发生，加强监测患儿的生命体征，记录血压、呼吸、神志、瞳孔及脉搏的变化。

3）泌尿系统出血：要留意尿液的颜色，排尿时观察有无血块阻塞尿路的症状。

4）大面积的肌肉或者皮下出血：初期可以进行冷敷。

5）颈部出血：要时刻观察血肿压迫的问题。对于颅内出血的患儿，要持续低流量给氧，保持呼吸道通畅。严密观察患儿的生命体征及意识、瞳孔变化。

（4）心理护理：给患儿及其家属讲述本病的相关知识，使其能正确认识疾病，避免情绪紧张。

141. 如何护理血友病患儿？

（1）穿刺部位：延长按压部位的时间，大于 10 min（抽血时应尽量避免穿刺颈静脉、股静脉）。

（2）生活护理：宜进半流质、少渣、无刺激性食物。指导家长让患儿养成安静的生活习惯，避免损伤引起出血。对于出血严重者应绝对卧床休息，缓解后方可根据病情逐渐增加活动量，活动过程中要防止外伤，注意安全。

（3）出血的预防和护理：

1）特别注意避免创伤，到医院看病时，要向医生、护士讲明病情，尽可能避免肌内注射。家庭内做好各种安全防范，尽量避免使用锐器，如针、剪、刀等。

2）平时在无出血的情况下，可适当运动，对减少该病复发有利。但有活动性出血时要限制活动，以免加重出血。

3）关节出血时，应卧床，用夹板固定肢体，置于功能位，限制运动，可局部冷敷和用弹性绷带缠扎。关节出血停止，肿痛消失后，可进行适当的关节活动，以防长时间关节固定造成畸形和僵硬。

（4）血友病患儿慎服的药物及食物：牛奶、木耳、鱼、洋葱、大蒜、生姜、浓茶、银杏叶、阿司匹林、藻酸双脂钠、蛇提取药物（如蕲蛇酶、蝮蛇抗栓酶）、肝素、双香豆素、水杨酸、水蛭素、尿激酶、链激酶、枸橼酸钠、纤维蛋白溶酶、双嘧达莫、维生素 E、生地黄、川芎、桃仁、红花、广地龙、赤药、当归、枳壳、郁金、刘寄奴、柴胡、川牛膝、丹参、制大黄、连翘、金银花、玄参等。

（5）患儿及其家属的心理护理：给患儿及其家属讲述本病的相关知识，使其能正确认识疾病，避免情绪紧张。

142. 长期使用激素，会有什么不良反应？应该注意什么？

（1）告知家长激素的使用方法、剂量，不可擅自增减量。

（2）服药期间可能会出现高血压、高血脂、骨质疏松、感染、满月脸、向心性肥胖及多毛等现象，停药后会逐渐恢复。

（3）长期使用激素会影响钙的吸收，应及时补充钙剂。

（4）限制钠的摄入，多食清淡、高钾食物，如香蕉、绿叶蔬菜、全麦片等。

143. 长期服用环孢素 A，需要注意什么？

（1）环孢素 A 易造成肝、肾功能的损害，应定期检测肝、肾功能及环孢素浓度。

（2）环孢素吸收易受食物影响，应早晚空腹服药，与进食间隔>1 h，以使药物达到治疗浓度。

144. 经外周静脉置入中心静脉导管（PICC）有哪些好处？

（1）白血病患儿使用化疗药物者，最好选择PICC，可避免药物外渗，保护患儿外周血管。

（2）保持治疗通道 ——"生命线"。

（3）PICC无威胁生命的并发症，与其他器材相比插管并发症少、安全。

（4）避免多次针刺的痛苦，增加患儿舒适度。

（5）插管、拔管快速方便。

145. PICC置管患儿如何进行生活护理？

（1）保持局部清洁干燥，不要擅自撕下贴膜。贴膜有卷曲、松动，贴膜下有汗液时，及时到医院请护士更换。

（2）带管患儿可从事一般性的日常工作和家务劳动，但避免置管手臂提过重物体（3 kg以上）或做反复弯曲手臂的动作。

（3）可淋浴，淋浴前可以用保鲜膜在置管处缠绕以保护贴膜不受潮；避免泡浴、游泳。

（4）治疗间歇期每隔3~7 d到当地医院请专业护士对导管维护1次，并将维护情况写在"PICC维护记录登记表"上。

（5）平时应注意观察穿刺点周围有无红、肿、热、痛或液体渗出现象，并按指导测量上臂围，记录每次数值。

（6）保护好管道外露部分，以免损伤导管或将导管拉脱出体外。

146. 出院后PICC出现什么情况时，应及时回原插管医院或就近在当地医院寻求帮助？

（1）穿刺点持续渗血，反复按压无效。

（2）敷料受污染或因潮湿而卷边、松脱等。

（3）冲洗导管时有阻力、输液时伴上肢疼痛或输液不通畅，穿刺点处时断时续有渗液、脓性分泌物，局部出现红、肿、热、痛，甚至活动障碍，导管外移、脱出，有寒战、发热现象，置管侧上臂围增加超过2 cm。

147. 如果患儿带有 PICC 导管可以洗澡吗?

可以淋浴,避免盆浴。淋浴时带有 PICC 导管的一侧肢体不可清洗,可以用保鲜膜将导管包裹,保鲜膜开口两端用皮筋束好,外面裹上干毛巾,淋浴结束后及时更换 PICC 导管敷贴,防止感染。

148. 肿瘤疾病的小儿会有哪些疼痛?

(1)肿瘤侵犯其他部位时会引起疼痛,最常表现为骨痛,也可在肿瘤生长的位置引起疼痛及牵涉痛。

(2)小儿在接受各种治疗时,会引起疼痛,常见的有手术引起的切口疼痛、口腔内的溃疡痛、肛门周围的脓肿痛、胃肠道会出现胃痛、缺钙性骨痛等。一些有创检查操作,如骨髓穿刺检查、腰椎穿刺检查、打针、抽血、放置引流管等,都会引起疼痛。

(3)肿瘤合并其他一些疾病,如发生阑尾炎时可有腹痛,便秘也会引起腹痛,休息不好和精神紧张会有头痛的感觉,蛀牙或牙龈炎可引起牙痛等。

九、 泌尿系统常见疾病知识与护理常识

149. 泌尿系统的概念是什么？主要器官有哪些？

医学上将人体分泌、储存、排泄尿液的器官统称为泌尿系统。泌尿系统主要包括肾、输尿管、膀胱、尿道及其附属组织。

150. 泌尿系统感染的病因及临床表现是什么？出院后应如何护理？

（1）病因：

1）易感因素：①与小儿解剖生理特点有关；②小儿泌尿系统畸形，最常见的有膀胱、输尿管反流；③与营养不良、肾病综合征、分泌型 IgA 缺乏等有关。

2）致病原：最常见的为大肠埃希菌。

3）感染途径：上行感染、血源性感染、淋巴感染和直接蔓延。

（2）临床表现：常见有尿频、尿急、尿痛等尿路刺激症状，可出现血尿、尿混浊、脓尿等，年长儿可有腰痛等表现，部分患儿隐匿，可在尿检中发现。

（3）出院后护理：①保持外阴清洁。②按时服药。③定期复诊。

151. 肾病综合征的概念及临床表现是什么？护理措施有哪些？

肾病综合征简称肾病，是一组多种原因所致的肾小球基底膜通透性增高，导致大量血浆蛋白自尿液丢失所引起的一种临床症候群。临床表现具有四大特点：大量蛋白尿、低蛋白血症、高脂胆固醇血症、不同程度的水肿。

单纯性肾病发病年龄多为 2~7 岁，常无明显诱因，水肿最常见，开始于眼睑、面部，渐及四肢全身，重者可出现腹水、胸水、心包积液；肾炎性肾病发病年龄多在学龄期，水肿一般不严重，除具备肾病四大特征外，尚有明显血尿、高血压、血清补体下降和不同程度氮质血症。肾病常见并发症有感染、电解质紊乱

和低血容量、高凝状态和血栓形成、急性肾衰竭、生长延迟。其中感染是最常见的并发症。

护理措施：

（1）适当休息：严重水肿和高血压时须卧床休息，并用利尿剂和降压药，以减轻心脏和肾脏负担。

（2）营养管理：进优质蛋白、易消化、少量脂肪、足量碳水化合物及高维生素饮食。

（3）预防感染：避免到人多的公共场合；做好保护性隔离，肾病患儿与感染性疾病患儿分室收治；保持皮肤清洁干燥，及时更换内衣；注意监测体温、血常规，发现感染给予抗生素治疗。

（4）按时、按量服药，不得随意减量或停药，避免使用肾毒性药物，近期避免预防接种。

（5）遵医嘱定期门诊复查。若出现少尿、水肿、尿液混浊、上呼吸道感染等症状时，应及时就诊。

152. 急性肾小球肾炎的临床表现及严重并发症是什么？

急性肾小球肾炎常急性起病，多有前驱感染，水肿、少尿、血尿、蛋白尿、高血压。严重并发症包括严重循环充血、高血压脑病、急性肾衰竭。

153. 急性肾小球肾炎患儿出院后应如何护理？

（1）限制患儿活动、增强体质、合理饮食。

（2）按时、按量服药，不得随意减量或停药，避免使用肾毒性药物。

（3）避免到人多的公共场所去，预防各种感染的发生。

（4）遵医嘱定期门诊复诊。若出现血尿、水肿、尿液混浊、上呼吸道感染等症状时，应及时就诊。

154. 什么是包皮过长、包茎？

包皮过长是指包皮完全包覆阴茎头，可轻易上翻，显露龟头且不会引起嵌顿。

包茎是指包皮紧裹阴茎头，包皮口狭小，无法向上翻转而显露阴茎头。如果强行上翻则可造成包皮嵌顿。

由包皮口是否狭小，能否轻易上翻可区分包茎和包皮过长。

155. 小儿包茎的特点是什么？应如何处理？

包茎分为先天性包茎和后天性包茎。后天性包茎多继发于包皮炎和阴茎头损伤。包皮口狭小者易发生尿线细，排尿时间延长、尿终滴沥，包皮膨胀。轻者尿液积于包皮囊内经常刺激包皮和阴茎头，形成过多的包皮垢。严重者可引起包皮和阴茎头溃疡或结石形成。积聚的包皮垢呈乳白色豆腐渣样，从细小的包皮口排出。有的包皮垢如黄豆大小，堆积于阴茎头的冠状沟处，隔着包皮可见略呈白色的小肿块，常被家长误以为肿瘤而就诊。婴幼儿期的先天性包茎，如无排尿困难、包皮感染等症状，大多无须治疗。对于有症状者，可将包皮反复试行上翻，以便扩大包皮口；动作要轻柔，当阴茎头露出后，清洁包皮垢后涂抗生素药膏，然后将包皮复原，否则会造成嵌顿包茎。后天性包茎因为包皮口呈纤维狭窄环，所以需要做包皮环切手术。

156. 什么是隐睾症？隐睾手术的最佳年龄是几岁？

隐睾症是指婴儿出生2个月以后，双侧或单侧睾丸没有下降到阴囊内的一种畸形状态。隐睾症包括睾丸下降不全和异位睾丸。

睾丸下降不全是指睾丸位于其下降的正常途径上，但未能降至阴囊，常伴有腹膜鞘突未闭；异位睾丸是指睾丸已经完成它在腹股沟管的下降过程，但未能降至阴囊而位于腹股沟、耻骨、会阴、大腿根部等腹股沟外环以外的皮下，最常见的部位是腹股沟外环以外的浅筋膜深部。

隐睾手术的最佳年龄是1~2岁。

157. 什么是睾丸扭转？扭转后有哪些主要症状？

睾丸扭转是指睾丸（精索）沿其纵轴扭转，使睾丸血液供应受阻而造成睾丸的缺血性病变。症状：睾丸扭转发病急骤，来势凶猛，患病一侧睾丸和阴囊会剧烈疼痛。扭转初起时疼痛还局限在阴囊部位，以后会向下腹部和会阴部发展，会阴部出现红、肿、压痛，少数患儿有恶心、呕吐，呈反射性，多不剧烈。由于精索也随之扭转，精索内的血管被阻断，睾丸缺乏血液供应，如不及时治疗，睾丸会发生缺血性坏死，颜色发黑，逐渐萎缩。

158. 什么是鞘膜积液？如何与腹股沟斜疝进行辨别？

鞘膜囊内液体增多超过正常量而形成的囊性病变者，称鞘膜积液，有睾丸鞘膜积液、精索鞘膜积液、睾丸精索鞘膜积液、交通性鞘膜积液。鞘膜积液在临床上与腹股沟斜疝相似，肿块位于腹股沟或阴囊，但内容物不是肠管而是液体，称鞘膜积液，俗称"水蛋"。

腹股沟斜疝的特点：腹股沟斜疝肿大的阴囊有时可见肠型，可闻及肠鸣音，在卧位时阴囊内肿物可回纳，透光试验为阴性。

159. 什么是尿道下裂？主要症状有哪些？可分几型？

（1）概念：尿道下裂是男性下尿路及外生殖器常见的先天畸形，尿道口出现在正常尿道外口近侧至会阴部途径上，多数病例伴发阴茎下弯。

（2）典型症状：

1）异位尿道外口。

2）阴茎下弯：即阴茎向腹侧弯曲。

3）包皮的异常分布：包皮在阴茎头背侧呈帽状堆积。

（3）依据尿道外口的位置可将尿道下裂分为四型：

阴茎头型：尿道外口位于阴茎头、冠状沟。

阴茎型：尿道外口位于阴茎体。

阴囊型：尿道外口位于阴茎阴囊交界部。

会阴型：尿道外口位于会阴部。

160. 什么是急性附睾炎？临床症状有哪些？

以突然发生的附睾疼痛和肿块为临床表现的附睾炎症性疾病。临床起病急，附睾突然肿大，压痛明显，伴畏寒、发热、头痛、恶心、呕吐，往往累及精索。急性附睾炎较常见。主要致病菌有大肠埃希菌、葡萄球菌、结核杆菌，淋菌及衣原体亦常见。致病菌可因尿道感染通过输精管侵入附睾，也可因扁桃体炎、牙齿感染、肺部感染等进入血液循环累及附睾。

临床症状：起病急、进展快、阴囊肿痛。疼痛可向患侧腹股沟及下腹放射。常伴有高热，亦可伴有尿路刺激症状。

161. 尿液常规检查应注意哪些问题？

做尿常规检查时，应尽量采用新鲜晨尿。随机留取的尿液以中段尿为宜；女性患儿留取尿标本时应避开月经期，防止阴道分泌物混入尿液中，以中段尿为宜；留取尿液应使用清洁干燥的容器，应使用医院提供的一次性尿杯或尿试管；常规检验应取尿量 10 mL。

162. 什么是隐匿阴茎？

隐匿阴茎是指正常的阴茎被耻骨前过多的脂肪所埋藏，阴茎皮肤没有附着在阴茎体上，而阴茎皮肤和阴茎体本身是正常的。在阴茎皮肤与阴茎体之间，有较多的脂肪堆积，尤其是阴茎根部。

163. 留置尿管的目的和注意事项有哪些？

（1）目的：

1）直接从膀胱导出不受污染的尿标本，做细菌培养，测量膀胱容量、压力及检查残余尿量；鉴别尿闭及尿潴留，协助诊断。

2）保持会阴部清洁、干燥，预防泌尿系统感染。

3）为尿潴留患儿放出尿液，以减轻痛苦。

4）盆腔内器官手术前，为患儿导尿，以排空膀胱，避免手术中误伤。

5）昏迷、尿失禁或会阴部有损伤时，保留尿管以保持局部干燥、清洁。某些泌尿系统疾病手术后，为促使膀胱功能的恢复及切口的愈合，常需留置导尿。

6）抢救休克或垂危患儿，正确记录尿量、尿相对密度，以观察肾功能。

（2）注意事项：

1）注意保持引流通畅，避免导尿管扭曲、受压、堵塞等。

2）对于起床活动的患儿，引流袋的位置应低于膀胱，以免尿液反流，发生逆行感染。

3）留置导尿管者，每日给予尿道口护理2次。

4）更换尿管时要严格无菌操作。

5）家庭护理中应注意每日清洁、消毒尿道外口，鼓励小儿多饮水。每周更换2次引流袋，定时去医院更换导尿管，普通导尿管1周更换1次，硅胶导管1个月更换1次。如小儿出现发热等异常情况，要及时就诊。

164. 如何护理尿道下裂患儿？

（1）术后护理：

1）体位：全麻未清醒前，去枕平卧位，头偏向一侧，有利于口腔分泌物、呕吐物流出，防止窒息。术后平卧，大腿外展，应用支架保护术区，适当制动。

2）血供情况：保持局部清洁。密切观察阴茎局部血供情况，如有阴茎头充血、水肿、颜色发绀，常提示血供不佳，应及时通知医生处理。

3）饮食指导：术后给予流质饮食1周，少食多餐，逐渐改为半流质饮食、普食。鼓励患儿多饮水，进食营养丰富的食物，以增强机体抵抗力，多食纤维素多的食物，如韭菜、卷心菜、芹菜、香蕉、菠菜等，保持大便通畅，避免因排便用力增加腹压，影响切口愈合。

4）保持尿管通畅：妥善固定尿管，防止其受压、折叠、扭曲，一旦出现堵塞，要及时用生理盐水冲洗。注意观察引流尿液的色泽、量。尿管起到尿道支架作用，嘱患儿不要剧烈运动，多饮水，保持尿管通畅，每日行尿道外口护理2次，及时清除分泌物。

5）预防感染：保持切口处敷料清洁干燥，如果浸湿要及时更换。

6）观察排尿情况：术后根据医嘱拔出尿管，鼓励患儿站立排尿，如有排尿困难，应通知医生处理。

（2）出院后护理：

1）阴茎术后3个月左右会逐渐消肿，如肿胀增加或无消肿，需来院复诊。

2）尿管向上固定于小腹，避免折叠、扭曲、扯拉，尿袋应低于阴茎，尿液1/2满时需及时倾倒，避免尿液反流引起尿路感染。

3）全天24 h匀量饮水，尿量保持3 000 mL左右，以增加内冲洗作用，减少尿路感染，避免尿管堵塞。如有尿管堵塞需及时就诊。

4）尿袋每2~3 d更换1次，更换时避免污染接口。

5）每日至少1次从阴茎根部向上挤压尿道，观察有无脓性分泌物，如每日分泌物小于绿豆大小需多观察，每日可增加挤压次数，排净尿道分泌物。如分泌物增多，需及时来院治疗。挤压方法：洗净双手，左手示指、拇指从阴茎背侧轻提阴茎，右手示指从阴茎根部向上轻轻挤压尿道。

6）带管期间，可行日常活动，避免剧烈运动。半年内避免骑跨动作，避免剧烈碰撞阴茎。

7）进清淡、易消化饮食，多食蔬菜、水果，避免大便干结，保持每日1次大便。

8）带尿管期间每隔1个月复诊1次，不适随诊。

165. 包皮粘连分离术后，怎么进行家庭护理？

包皮粘连分离术后，会形成新鲜的创面，可有不同程度包皮水肿或少量渗液。为防止再次粘连和感染，家长需每日上翻包皮外露至冠状沟后涂抹药物，如水肿明显需等水肿消退再上翻。要养成良好的卫生习惯，勤洗、勤晒被褥；保持外阴部清洁、干燥。

166. 小阴唇粘连分离术后，怎么进行家庭护理？

小阴唇粘连分离术后，在小阴唇内侧面涂红霉素软膏，每日2~3次，一般

7~10 d 即可痊愈。在家庭护理中注意养成良好的卫生习惯，不穿开裆裤，勤洗、勤晒被褥，内衣裤与成人分开清洗，保持外阴部清洁干燥，便后清洗阴部，清洗时注意分开两侧阴唇。若发现外阴部有红肿、分泌物增加等情况应及时就诊，积极治疗外阴阴道炎症，以防再次粘连。

167. 小女童也能患外阴阴道炎吗？怎样预防？

女童因缺乏雌激素，外阴及阴道对外界抵抗力弱。而且外阴与肛门距离近，容易造成粪便污染，出现外阴阴道炎。可分为细菌性、真菌性、衣原体感染等，幼儿多见细菌性阴道炎。在治疗上根据病原体使用相应的洗液及外用药膏即可。在预防上要注意不要穿开裆裤，不随地乱坐，要经常清洗、晒被褥，内衣裤与成人分开清洗；保持外阴部清洁干燥；便后清洗会阴部；不要长时间坐在盆中洗澡，年龄稍大的女童应淋浴。

十、 普外科常见疾病知识与护理常识

168. 先天性肥厚性幽门狭窄的临床表现有哪些?

患儿一般在出生 2~5 周后出现进行性呕吐,呕吐物为白色胃内容物,无黄绿色胆汁,上腹部饱满,可触及直径 1~2 cm 卵圆形肿块,有时可见胃蠕动波。不完全闭锁及狭窄者,呕吐症状出现晚。呕吐严重患儿会有口唇发干、眼窝凹陷、前囟塌陷,尿少等脱水症状。

169. 先天性巨结肠有什么表现?

先天性巨结肠多由母亲妊娠早期感染病毒或环境因素导致,患儿在生后 24 h 内不排胎粪或排少量胎粪,腹部膨隆、腹胀,患儿出现反复多次肠梗阻。家长因患儿呕吐、腹部膨隆、排便延迟而就诊,直肠指诊后腹胀好转。患儿并发小肠结肠炎时有腹泻、腹胀、粪汁带恶臭、发热等症状,应及时就诊。

170. 先天性巨结肠手术出院后应如何护理?

术后回家要定时人工扩肛,不适随诊。宜进高蛋白、高维生素饮食。发现患儿有腹泻、腹胀、排便困难时,应及时就诊。

171. 先天性肠旋转不良的表现有哪些?

先天性肠旋转不良的典型症状是生后 3~5 d 出现呕吐,呕吐物含有大量的胆汁,呈绿色和黄色。婴幼儿及小儿呕吐、腹痛为间歇性,排便量减少或便秘。患儿出现频繁呕吐,呕吐物为咖啡样或血性,患儿排血便或突发剧烈腹痛,提示肠扭转或肠绞窄,应立即就诊。

172. 术后恶心、呕吐应如何处理?

术后恶心、呕吐的常见原因是麻醉反应,待麻醉完全清醒后症状消失。如患儿术后第 2 日仍呕吐应检查患儿有无腹痛、腹胀等其他胃肠道症状，排除肠道梗阻后进一步检查确诊。禁食患儿检查电解质，明确是否为低钾、低钠引起的呕吐。腹部手术后反复呕吐须进一步检查是否出现急性胃扩张或肠梗阻。

173. 腹部手术后应何时进食？进何种饮食？

腹部手术后，待胃肠功能恢复，患儿肛门排气，胃肠减压引流出白色液体，患儿腹平软，方可考虑进食。首先进水，观察患儿无恶心、呕吐等异常反应后，可进少量流质饮食（奶、米汤），并逐步过渡到半流质饮食（面条、馄饨），最后恢复至正常饮食。在饮食护理同时，患儿应早期下床活动，以促进胃肠功能恢复。

174. 急性阑尾炎的诱因有哪些？患阑尾炎该怎么办？如何预防？

急性阑尾炎是阑尾腔梗阻和细菌入侵引起的一种小儿常见的急腹症，如治疗不及时可并发腹膜炎，甚至致死。发病年龄以 6~12 岁常见。主要表现为脐周或右下腹痛、腹肌紧张、反跳痛，患儿恶心、呕吐、发热。

发病诱因可能与下列因素有关：

（1）小儿受凉、腹泻、胃肠道功能紊乱等原因引起肠道内细菌侵入阑尾，引起阑尾炎症。

（2）小儿上呼吸道感染、扁桃腺炎等使阑尾壁反应性肥厚，血流受阻，也会成为阑尾炎的诱因。

（3）阑尾腔被粪石、异物或寄生虫堵塞，阑尾腔内容物引流不畅，细菌繁殖，这也是引发急性阑尾炎的较常见原因；阑尾腔如长时间被阻塞就会引起阑尾本身的血液循环障碍，导致组织缺血，从而引发阑尾坏死穿孔。

小儿急性阑尾炎的基本治疗是早期手术，切除阑尾。但必须根据年龄、病变类型、程度及全身情况而决定治疗方案。对单纯性阑尾炎保守治疗 1~2 d 无恶化，或腹膜炎已趋好转、局限及形成阑尾脓肿者不宜手术，先采用中、西药保守综合疗法。在保守治疗时，应严密观察病情的发展，如体温上升、压痛范围扩大，或已形成的脓肿张力加大，均须立刻手术。3 d 以内的化脓性、坏疽性、梗阻性阑尾炎均宜尽早手术治疗。

预防：养成良好的饮食习惯，注意饮食卫生，避免暴饮暴食，避免饭后剧烈运动；肠道有寄生虫时遵医嘱及时服用驱虫药；增强小儿体质，加强锻炼，预防各种疾病的发生。

175. 急性阑尾炎术前、术后护理有哪些？

（1）术前护理：

1）观察患儿生命体征变化，患儿高热时及时给予物理降温或药物降温。

2）观察患儿腹痛的部位、性质、程度，禁用镇痛药。

3）遵医嘱做血、尿、粪常规，凝血时间及肝、肾、心、肺功能检查，清洁皮肤，手术区备皮，做好药物过敏试验并记录，合理补液，纠正脱水、电解质紊乱，术前禁食12 h，禁水4 h。

（2）术后护理：

1）持续心电监护，监测患儿血氧饱和度、心率、呼吸变化，每2 h巡视记录1次至病情平稳。

2）严密观察切口有无出血、渗液，保持切口敷料清洁干燥。

3）观察腹部体征，注意肠蠕动恢复情况。

4）术后当日禁食，术后第1日进流质饮食，术后第2日进半流质饮食，术后3~4 d过渡到普食。

5）术后6 h半卧位休息，鼓励患儿早期活动，以防肠粘连。

6）术后出现呕吐、腹痛等症状应及早通知医生处理。

176. 急性肠套叠临床表现有哪些？

急性肠套叠是婴幼儿期最常见的急腹症之一，2岁以下最多见。尤其是4~10月龄的婴儿。患儿首先表现为阵发性哭闹，持续10~20 min，然后有5~10 min的暂时安静，如此反复发作。患儿伴有呕吐，呕吐物早期为胃内容物，晚期为粪样物。

十一、 骨科常见疾病知识与护理常识

177. 如何护理石膏固定患儿？

使用石膏固定时，应将患肢抬高，以减少或预防患肢发生肿胀。石膏未干燥、未定型前严禁用力触摸石膏。石膏固定期间应密切观察患肢血运，此外，还应注意防止皮肤擦伤、压疮等发生。4 d 内严密观察患肢末端颜色、温度、活动度，石膏边缘有无移位；患儿有无异常哭闹或年长儿有无述患肢疼痛。发现以上异常应及时通知医生处理。行髋"人"字石膏固定及长腿管形石膏固定的患儿，应保持会阴部清洁，为患儿更换尿布及翻身时家长应先固定石膏，再翻身或换尿布，以防石膏脱位或因重力作用导致患儿不适。鼓励患儿多活动未固定的关节及肌肉，以免造成关节僵硬和肌肉萎缩。石膏拆除后，清洁皮肤，去除皮痂，指导患儿加强肢体功能锻炼。

178. 如何护理行外固定架固定术的患儿？

行外固定架固定术后，早期患儿固定处会有疼痛与肿胀，应抬高患肢，每日用 75%酒精消毒克氏针针孔处 1 次，防止针道感染。发现肢体远端颜色发暗、皮肤温度低、异常肿胀、针眼处有渗液、疼痛不能因注意力分散而缓解，应及时通知医生处理。

179. 负压封闭引流管正常压力是多少？

正常负压吸引状态应在 -125 ~ -450 kPa，如果压力维持良好，说明密封较好，负压效果满意，属正常现象。

180. 漏斗胸患儿术后应如何护理？

术后患儿取去枕平卧位，最好卧硬板床。可以活动时，护士或家属两手托患儿背部并保持患儿背部挺直，严禁上身扭曲、牵拉，严禁叩背，可以指导患儿深长呼吸或吹气球，增加肺活量，防止肺不张。出院后遵医嘱于1个月、3个月、6个月各复查1次。带钢板期间严禁做磁共振检查；严防胸部撞击；睡觉时需平卧，禁止侧卧、俯卧；需睡硬板床。3个月内禁止扭腰、屈曲躯干，半年内禁止剧烈活动。行走时保持挺胸直立姿势。加强营养，补充维生素和钙剂。

181. 什么是牵引？如何护理牵引患儿？

牵引是骨科治疗中应用较广的方法，是利用持续的适当牵引力和对抗牵引力的作用，使骨折达到复位和固定的目的。牵引也常用于炎症肢体的制动和挛缩肢体的矫正。临床常用的牵引技术有持续皮牵引、骨牵引和兜带牵引。

（1）牵引的分类：

1）皮牵引：用宽胶布粘贴或牵引带捆缚于患肢皮肤上，通过滑轮装置，在远端挂上重物行持续牵引，间接地将牵引力传递至骨骼，因此皮牵引又称间接牵引。皮牵引常用于四肢骨折、关节脱位等的牵引。

2）骨牵引：是将不锈钢针穿入骨骼，并安置牵引弓，通过滑轮及牵引绳连接重物，从而组成牵引装置直接牵引骨骼，又称直接牵引。

3）兜带牵引：常用的有颌枕带牵引和骨盆悬带牵引，前者用于轻度颈椎骨折或脱位，后者用于骨盆骨折有明显的分离移位者。

（2）护理要点：

1）牵引前，牵引部位的皮肤应清洗干净，骨牵引处应备皮。

2）皮牵引时，骨隆突处加衬垫防止局部压迫；牵引重物应根据患儿体重进行计算。持续牵引过程中，应注意牵引部位皮肤有无皮炎或水疱、胶布是否脱落及绷带包扎松紧是否适宜；若在胶布边缘发现溃疡，小面积应及时换药，大面积时则需要去除胶布暂停皮牵引或改为骨牵引。

3）骨牵引后，针孔处应覆以酒精纱布防止感染，牵引针两端套上软木塞或有胶皮盖的小瓶，以免刺伤皮肤或划破衣物。为达到牵引效果，颅骨牵引时应抬高床头20 cm，下肢牵引时应将床尾抬高10~15 cm，以设置对抗牵引。牵引过程中，如发现针孔处红、肿、痛、流脓液，应立即通知医生处理。

4）颌枕带牵引时，牵引的方向与头、脊柱始终保持在一条直线上。年龄较大患儿翻身时三人合作，一人固定并牵引头部，另两人托住肩部和臀部，协调动作翻身，以防止扭曲造成或加重脊髓损伤。骨盆悬带牵引时，兜带宽度应上至髂骨翼顶点、下至股骨大转子，悬吊重量以将臀部抬离床面为宜。

5）皮牵引和骨牵引时，应注意观察牵引肢体的血管和神经是否有受压迹象，若发现肢端发凉、发绀、肿胀、疼痛、麻木、运动障碍等异常现象，立即通知医生处理。

6）注意保持牵引的有效性，经常检查肢体位置及牵引方向，牵引绳与被牵引肢体的长轴应成一直线，避免过度牵拉。检查牵引装置有无松脱，牵引绳是否脱离滑轮的滑槽。牵引重量应悬空，不能中途受阻或随意增减，如有异常应及时调整。

7）协助患儿洗头、擦浴、饮食、大小便等，满足其正常生理需要；指导患儿进行功能锻炼，防止发生压疮、泌尿系统感染和结石、坠积性肺炎、关节僵硬和肌肉萎缩等并发症。

182. 如何为髋"人"字石膏固定的患儿更换尿布？

行髋"人"字石膏固定的患儿，更换尿布需两人合作。先把脏尿布打开。然后，一人将左手放至患儿肩下，右手从患儿会阴部下方穿过至腰部，托住石膏上方，双手同时用力将患儿托起；另一人将患儿尿布放好、放平整。把患儿平放在床上，使臀部刚好位于干净尿布中央，然后整理、固定尿布。

183. 急性骨髓炎、关节炎、坏死性筋膜炎如何护理？

这些疾病的主要表现为持续发热，直至体内炎症控制后，体温才会逐渐正常。体温超过 38.5 ℃时给予物理降温或药物降温，并观察药物不良反应。行负压封闭引流（VSD）的患儿，保持引流管通畅，防止管道扭曲、堵塞、脱落，准确记录引流液的量、颜色及性状。每日行引流管护理，每 6 h 冲洗 1 次，每日理疗 2~3 次。注意加强营养。

184. 手术前为什么要禁食水？

手术前禁食水是术前准备的重要组成部分。禁食水主要是为了防止胃内容物在术中和术后出现反流（如呕吐）而引起窒息或吸入性肺炎。小儿胃的位置较成人平缓，因此较成人易出现呕吐。小儿手术一般选择全麻，麻醉后患儿肌肉松弛，若不禁食水，食物易从胃内溢出，导致吸入性肺炎，严重者可因窒息危及患儿生命。通常，小儿术前 4~6 h 禁食，2~4 h 禁水。

185. 小儿术后安返病房为什么不能枕枕头？

全麻未清醒患儿去枕平卧，是为了更好地保持呼吸道通畅，防止舌后坠引起呼吸道梗阻。待患儿清醒，试饮温开水不呛不咳，无恶心及呕吐后方可枕枕头。

186. 常见运动损伤有哪些？应如何处理？

（1）擦伤：皮肤表面受到摩擦后的损伤。

处理：伤口干净（不干净的用清水冲洗干净）者，涂擦碘伏，必要时可贴创可贴即可自愈。较严重的首先需要止血，酌情采取冷敷法、抬高肢体法、绷带加压包扎法、手指直接指点压迫止血法等进行处理，必要时进行伤口清洗、缝合、上药、包扎等处理，以免感染或出血过多。

（2）鼻出血：鼻部受外力撞击，致使毛细血管破裂而出血。

处理：让患儿坐下来，头向后仰，暂时用口呼吸，鼻孔用纱布或干净的软纸塞住，用冷毛巾敷在前额和鼻梁上，一般即可止血。如仍不止，应到医院检查、处理，及时采取有效措施，防止大量出血而出现昏厥。

（3）扭伤：当关节活动范围超过正常限度时，附着在关节周围的韧带、肌腱、肌肉撕裂而造成的损伤。

处理：首先应该采取止血、镇痛措施。可把受伤肢体抬高，用冷水淋洗伤部或用冷毛巾进行冷敷，使血管收缩，减轻出血程度和疼痛。不能揉动，防止加大出血量。在伤处垫上棉花，用绷带加压包扎。简单处理后应立即将伤者送往医院进行进一步的处理，以免耽误治疗。

（4）挫伤：在钝重器械打击或外力直接作用下使皮下组织、肌肉、韧带或其他组织受伤，而伤部皮肤往往完整无损或只有轻微破损。

处理：用冷毛巾进行冷敷，使血管收缩，减轻出血程度和疼痛。在受伤处垫上棉花，用绷带加压包扎。简单处理后应立即将伤者送往医院进行进一步的医疗处理，避免耽误治疗。

（5）脑震荡：头部受外力打击或碰撞到坚硬物体，使脑神经细胞、纤维等脑组织受到过度震动而导致的损伤。可分为轻度、中度和重度脑震荡。

处理：对轻度脑震荡的患儿，安静卧床休息 1~2 d 后即可恢复。对于中、重度的脑震荡，要保持患儿绝对安静，仰卧在平坦的地方，头部冷敷，注意身体保暖，并及时送医院治疗。

（6）脱臼：由于直接或间接的暴力作用，使关节面脱离了正常的解剖位置而造成的肢体关节部位的损伤。

处理：动作要轻巧，不可乱伸乱扭，可以先冷敷，扎上绷带，保持关节固定不动后，立即送医院请医生矫正治疗。

（7）骨折：因外力作用而使骨的完整性受破坏而造成的损伤。可分为开放性骨折和闭合性骨折。

处理：首先应安抚患儿，注意身体保暖，观察失血等情况，防止休克，立即送医院治疗。

十二、 耳鼻喉科和口腔科常见疾病知识与护理常识

187. 慢性咽炎的表现有哪些？应如何预防？

小儿反复出现晨起刺激性干咳，伴恶心、咽部不适感，如咽部干燥、灼热感、异物感、隐痛，偶尔因剧烈咳嗽造成痰中带血，为慢性咽炎的表现。当小儿因炎症向上蔓延波及咽鼓管时会出现耳闷、耳鸣或听力减退等症状，也可向下累及喉部出现声嘶，应及时就诊。

预防：①预防感冒。②多饮水。③避免连续进食辛辣刺激食物，避免一次进食大量热性大的食物，如桂圆。④积极治疗邻近器官炎症，如鼻窦炎、扁桃体炎等。

188. 怎么辨别小儿气管异物？

当小儿在突然刺激下发生呛咳，有物品迅速误落入气管内时，小儿会立即出现剧烈咳嗽、呼吸困难；严重时小儿面色、口唇发绀。异物较大堵塞主气道或双侧异物时，可于数分钟内窒息死亡；异物较小或一侧异物时的小儿则表现为呼噜、气喘、阵发性剧烈咳嗽。如异物尖锐刺伤喉腔，小儿可有喉痛、发热、吞咽或呼吸困难等症状。

189. 小儿气管异物如何急救？

当小儿在家中因气管异物而引起发绀或窒息时，家长根据情况可采取以下急救措施。

（1）年幼儿：家长坐在凳子上，将小儿放于家长膝盖上，头向下，家长一手托住小儿头部（避开口、鼻），另一手在小儿背部肩胛骨中间迅速有力地向前、

向下叩击；或家长一手抓住小儿双足，另一手在小儿背部肩胛骨中间迅速有力叩击，使小儿将异物咳出。

（2）年长儿：家长从年长儿背后抱住其腰部，将一手握成空拳放于小儿脐上腹部，另一手覆于其上，迅速有力地向后上方挤压，压后放松，反复多次挤压，至将异物咳出。

当以上方法无效时，及时拨打"120"，迅速将小儿运送至医院，在全麻下通过气管镜将异物取出，严重时需开胸手术将异物取出。

190. 急性扁桃体炎的表现有哪些？

急性扁桃体炎患儿可出现咽痛，全身不适，发热、畏寒、头痛、背部和四肢酸痛，或出现便秘和食欲减退等症状。当小儿出现体温在 38.5 ℃ 以上或全身症状严重、精神差等情况，应立即到医院就诊。

191. 为什么小儿易患中耳炎？小儿中耳炎的表现有哪些？

小儿咽鼓管较成人相对短直，呈水平位，分泌物易经此进入鼓室；小儿 8 个月以前胃也呈水平位，哺乳量大或喂养后未及时叩背排出胃内气体，引起小儿呕吐、呛咳，导致小儿中耳炎；小儿免疫系统发育不完善，抵抗力差，易患呼吸道感染；3 岁以前小儿咽扁桃体（腺样体）生长迅速，多存在腺样体肥大，易阻塞咽鼓管口导致中耳鼓室形成密闭负压状态而致中耳炎。

当小儿在吃奶或喝水时出现烦躁、哭闹、摇头或用手揉耳等症状时，应查找其哭闹原因。若发现小儿耳道内有异常分泌物流出，提示小儿得了中耳炎。由于吸吮和吞咽时耳痛加剧，所以患中耳炎的小儿往往不肯吃奶，年长儿会有耳痛、拒绝别人触摸患耳等现象。因中耳炎不及时治疗会影响小儿听力，建议家长发现小儿以上表现应及时就诊。

192. 如何预防小儿中耳炎？

（1）不用指甲或尖锐物掏耳朵，以防内耳皮肤黏膜或鼓膜损伤、感染造成中耳炎。

（2）预防感冒。小儿感冒易引起咽鼓管感染，咽鼓管感染后多导致化脓性的中耳炎。因此，预防感冒可避免咽鼓管感染，从而降低中耳炎的发病率。

（3）合理喂养。小儿饮食按照少食多餐原则，1 岁以前，每次喂养后将小儿竖起趴在家长胸前轻叩 5~10 次，排除小儿胃内气体，防止小儿呛咳。

（4）游泳时避免呛水，注意耳部卫生，保持耳部干燥。

（5）洗澡时严禁水龙头直接对着耳朵冲洗，以免压力过大，损伤耳内皮肤引起中耳炎。

（6）积极治疗可能导致咽鼓管咽口堵塞的原发疾病，如腺样体肥大等。

193. 小儿爱掏耳朵是何原因？

小儿爱掏耳朵要先查看外耳道有无湿疹，再去医院检查有无耵聍、中耳炎。若有外耳道湿疹，应保持耳道干燥，可给小儿进食清淡饮食，穿衣厚薄适宜，多晒太阳，严重者涂以湿疹药膏。

194. 小儿鼾症如果不及时治疗会有什么不良影响？

小儿鼾症容易在夜间出现缺氧，持续时间长，还会影响幼儿的心脏功能。另外，幼儿生长所必需的生长激素只有在深睡眠时才能达到顶峰，长期慢性缺氧可引起睡眠不佳，必会造成生长激素的缺乏，影响正常发育。部分长期打鼾患儿可合并分泌性中耳炎，导致听力下降。

195. 外耳道真菌病临床表现有哪些？

小儿自觉耳朵发痒、耳闷。纤维耳镜下可看到耳内有白色、灰色、黑色或黑色霉苔分泌物，揭去分泌物，可见分泌物下皮肤充血、肿胀，严重者表面轻度糜烂等，为外耳道真菌病的临床表现。取分泌物检查见菌丝体或芽孢状物，可明确诊断。

196. 先天性听力障碍小儿，人工耳蜗植入术的最佳年龄是多大？

小儿的语言发育黄金期是 1～3 岁，如果确诊小儿先天性听力障碍需手术治疗，人工耳蜗植入术的最佳年龄为 1～3 岁。

197. 小儿急性喉炎有哪些症状？

夜间突然出现烦躁、声嘶、喉鸣、阵发性犬吠样咳嗽或呼吸困难，症状昼轻夜重时，提示小儿得了急性喉炎。因部分小儿急性喉炎发作时体温正常，仅表现为烦躁、睡眠不稳，不能引起家长及时关注，易导致就诊不及时。儿科常见因未及时就诊而出现呼吸困难，导致患儿需气管切开或给予呼吸机辅助才能维持生命体征的病例。小儿急性喉炎起病常较急，病情进展快，因此一旦发现小儿出现以上症状应及时就诊，以免延误病情，出现不良后果。

198. 喉囊肿患儿术后饮食应注意什么？

喉囊肿患儿手术后先用滴管或小勺喂食，少食多餐。喂食时，注意观察患儿有无呛咳，逐步过渡到母乳或使用奶瓶正常喂食。

199. 口腔科疾病术后饮食应注意什么？

口腔科疾病患儿手术后待麻醉清醒后可给予温凉的流质或半流质饮食，逐步过渡到正常饮食。

200. 鼻负压置换疗法的原理及优点是什么？

鼻负压置换疗法的原理是利用吸引器使鼻腔产生间断性负压，无须打针穿刺，便将小儿鼻腔和鼻旁窦内分泌物吸出，还可借负压作用将药液灌入鼻旁窦内，稀释沉积分泌物，促进分泌物排出。

鼻负压置换治疗小儿鼻炎、鼻窦炎，每日 1 次，操作简单，经济实用。患儿无痛苦，易接受，可明显缓解患儿头痛。首次治疗过程中患儿可能因害怕哭闹，导致鼻出血、牙根痛等症状，这些都是正常现象，可以很快缓解，家长不必过分担心。鼻负压置换治疗 30 min 内严禁用力擤鼻涕、咳嗽，以免刺激鼻黏膜，引起鼻出血。

201. 小儿往耳朵、鼻子里塞东西怎么办？

家长如发现小儿往耳朵或鼻子里塞了东西，首先不要惊慌，不要打骂小儿，没把握取出的就不要擅自去取，以免塞得更深，如为鼻腔异物，还可能会造成窒息或气管内异物。可以刺激小儿打喷嚏，如无效果，应立即到医院就诊。

十三、 手术护理常识

202. 全身麻醉会影响小儿的智力吗？

麻醉药经呼吸道吸入或静脉、肌内注射进入人体内，产生中枢神经系统抑制，临床表现为神经消失、全身痛觉丧失、遗忘、反射抑制和一定程度的肌肉松弛，这种方法称全身麻醉。一旦麻醉药被代谢，大脑功能即可恢复。目前所用的麻醉药及方法对小儿的智力和生长发育没有影响。

203. 小儿接种疫苗多长时间可以进行全身麻醉？

小儿接种疫苗半个月以后可以进行全身麻醉。

204. 小儿轻微感冒能手术、麻醉吗？

小儿的呼吸道比较敏感，在全身麻醉时为了维持呼吸，必须置入喉罩或气管插管，放置的过程中会对气管及周围黏膜产生刺激，很容易引起咽喉痉挛、支气管痉挛等危及生命的状况，因此一旦发生感冒（体温超过 38 ℃、咳嗽、流涕）应取消手术，建议在感冒症状完全缓解 2 周后，再次安排手术。

205. 全身麻醉后多长时间可以进食水？

一般全身麻醉清醒后 4~6 h 可以进食水；有手术禁忌的，需请主治医生根据病情的发展来判断何时可以进食水。

206. 全身麻醉后多长时间会清醒？

正常情况下 1 h 内会清醒，但完全清醒需要几小时。因为药物的代谢需要时间，所以清醒也需要过程，不会一下醒得很彻底。

207. 小儿使用镇痛药物有害无益吗？

小儿对于疼痛的忍耐度大大低于成人，对于疼痛的反应较成人强烈。小儿疼痛可使血压增高、心搏加速、呼吸加快、哭闹不休，影响手术切口的愈合及危害小儿的心理健康。所以应合理使用镇痛药。

208. 术后发热如何处理？

发热是术后最常见的症状，一般术后 3 d 内，体温 38.5 ℃ 以下属正常现象，为术后吸收热，暂不需要使用退热药物。可减少衣物，给患儿物理降温——准备温水、毛巾，给患儿擦拭颈部、腋下、肘部、腹股沟等大血管经过处（扁桃体、喉部手术不可擦拭颈部），力度以皮肤不发红为宜，时间为 10 min 以上，擦拭过程中注意为患儿保暖，擦拭 30 min 后复测体温。如体温在 38.5 ℃ 以上应及时检查患儿术区切口有无发红，查看患儿有无上呼吸道感染等异常情况，通知医生并遵医嘱给予对症处理。术后 3~6 d 体温升高，要警惕感染的可能。

十四、 小儿常见传染病知识与护理常识

209. 什么是手足口病？传播途径有哪些？

手足口病是由肠道病毒引起的婴幼儿常见传染病，临床表现主要为发热、咽痛，在口腔、手、足等部位出现丘疹或疱疹，可自愈，不留痂。一般仅需对症治疗，预后良好。少数病例可有脑炎、心肌炎、肺水肿等并发症，个别危重患儿可因多种原因导致死亡。

手足口病常发生于学龄前小儿，尤其以 3 岁以下婴幼儿多发。成人也可感染。环境卫生差、不良卫生习惯者易发病。

传播途径：通过消化道、呼吸道和密切接触等途径传播。主要通过被患儿的粪便、唾液、咽部分泌物污染的食物而传播，直接接触患儿疱疹液亦会传播病毒，患儿咽喉分泌物及唾液中的病毒，可通过空气飞沫传播。

210. 怎么预防手足口病？

（1）养成良好的个人卫生习惯和饮食习惯，餐前、便后洗手，勤洗澡。

（2）喝开水，不吃生冷食物，剩菜、剩饭要加热后食用。

（3）家长要经常对小儿居住的房间进行通风换气。

（4）尽量少带小儿去拥挤的公共场所，特别是避免与其他有发热、出疹性疾病的小儿接触，减少被感染的机会。

（5）膳食营养均衡，注意休息，适当晒太阳，适量锻炼，增强免疫力。

（6）注意家庭室内、外卫生清洁。

（7）家禽、家畜要圈养，避免人畜混在一起。

（8）家长平时要注意观察小儿的身体状况变化，一旦发现小儿有发热、出疹

等表现，应尽早到医院就诊。

211. 手足口病痊愈后多长时间可以上学？

手足口病痊愈后隔离 2 周持医院病历本到当地疾病预防控制中心开具返校证明后方可上学。

212. 手足口病的主要症状有哪些？

手足口病潜伏期一般为 3~5 d，多数患儿突然发病，伴有发热，体温多在 38 ℃左右；并出现丘疹或疱疹，丘疹和疱疹好发于手、足、口、臀四个部位，具有不痛、不痒、不结痂、不留疤的"四不"特点。初期有轻度上呼吸道感染症状，患儿流口水、拒食。口腔黏膜丘疹出现比较早，主要位于舌及两颊部，唇齿侧也常有发生。

213. 怎样护理手足口病患儿？

手足口病患儿要加强营养、注意休息，做好口腔卫生；饮食以流质及半流质为宜；避免日光暴晒时间过长；出现心肌炎、脑炎和肺水肿等并发症时，要及时到医疗机构进行诊治。

214. 什么是秋季腹泻？

秋季腹泻多发生在 9 月中旬至 12 月，以 10 月至 11 月为高潮。小儿秋季腹泻多为轮状病毒感染所致。初秋气温下降，轮状病毒在这样的温度下滋生很快，因为小儿的抵抗力弱，耐受力比成人差，身体的免疫功能不能很快适应天气的突变，因而容易受到病毒侵害。

215. 秋季腹泻护理要点有哪些？

由轮状病毒引起的秋季腹泻是一种自限性疾病，预后良好。治疗秋季腹泻的关键是预防和纠正脱水。脱水是指体内液体，特别是细胞外液的大量丢失，造成体内电解质紊乱，影响体内重要器官的正常功能，严重时可危及生命的一种现象。所以，腹泻病的治疗原则包括预防脱水，纠正脱水，继续饮食及合理用药。

216. 如何预防秋季腹泻？

（1）注意卫生：饭前、便后、接触小儿前后要洗手。母乳喂养的婴儿，母亲在喂奶前，应将乳房擦洗干净。人工喂养的婴儿，要特别注意奶具的消毒且不要喂变质的奶。

（2）添加辅食有讲究：秋季添加辅食时，一定要注意先从少量开始，在花样上每次只能增加一种，以使小儿的消化道有适应的过程。添加辅食时应从半流质饮食开始，逐步过渡到普食。给婴儿制作辅食时应选用新鲜的食物，现吃现做，不要给婴儿吃剩食。

（3）餐具、炊具用前消毒：给小儿（尤其是 6 个月以下的小儿）做辅食的餐具（菜板、刀叉、过滤纱布或漏网、榨汁机、各种容器等）用后晾干，用前清洗、消毒。

（4）讲究食物放置：冰箱内放置的食物必须煮沸后食用，更换一个干净的容器放置。容器一定要煮沸后再使用。

（5）保持空气新鲜：切莫因为天气转冷，怕小儿受凉而紧闭门窗。保持室内良好的空气流通，能够减少病毒感染的机会。

（6）不要嚼饭给婴儿吃：千万不要给婴儿嚼饭，这可能导致婴儿腹泻。成人口腔内的正常细菌对婴儿来说可能就是致病菌。

（7）不要接触其他腹泻小儿：少带小儿到患儿集中的医务场所，少去公共场所，尽量不接触患有腹泻的小儿。

十五、 小儿常见安全问题与护理常识

217. 小儿误食物品应如何应对?

家长一定妥善保管好家中的小物品,特别是有毒物品不要放入饮料瓶或者杯中,以免小儿误以为饮料或糖果,增加误食的概率。

第一类:可催吐。

(1)洗衣粉、洗衣液、肥皂:主要成分大多是去污剂和酶,性质通常呈弱碱性,由于与胃液中和,容易引起呕吐。这种情况,采取催吐即可,同时多饮水。如果误食过多,易引起中毒,出现明显恶心、呕吐及腹泻等消化系统症状,需及时到医院接受洗胃及对症处理。

(2)樟脑丸:误食后可催吐,并可喝蛋清、茶水、白开水,但切忌喝牛奶或脂肪含量高的液体,以免加速毒物吸收。

(3)老鼠药、蟑螂药等:毒性大,误食后,尽快喝蛋清保护肠胃,然后喝大量温开水进行催吐。严禁摄入蛋黄或肥肉等油类食物,否则会加速磷化锌的吸收,加重中毒。注意,一定要尽早就诊。

第二类:不可催吐。

(1)干燥剂(大致有两种):①白色粉末,又分氯化钙和氧化钙。如果误食氯化钙,建议喝水稀释即可;如果误食氧化钙,不能用任何酸性物质来中和,可立即口服牛奶或蛋清,但要避免呕吐,以防灼伤,及时就诊。②透明硅胶粒,无毒,误食后可随粪便排出,可多喝水促排泄。

(2)强酸强碱性洗涤剂:如出现口腔、咽部、胸腹部灼热性疼痛,呕吐物有大量褐色物及黏膜碎片等时,应警惕灼伤可能,可马上口服牛奶、豆浆、蛋清或花生油等,减轻化学性灼伤,切忌催吐、洗胃或灌肠,尽快就诊。如溅入眼睛,立即用清水冲洗，冲洗时间不少于 10 min，并到医院检查角膜受损情况及进行对应治疗。

（3）电池：强碱性物质，具有较强的腐蚀性和渗透性，不能催吐，否则会让电池泄露出腐蚀性酸性物质，导致肠穿孔。误食后，应吞服大量牛奶或蛋清。

（4）汽油：有强腐蚀性，会破坏胃、食管黏膜，并导致溃烂，严重时可危及生命。一旦发现，应及时就诊。不建议催吐，以防加重食管、喉黏膜损伤。

（5）尖物、利器：禁止催吐，会刺伤消化系统，甚至引起穿孔等，应立即就医并于胃镜下取出。

第三类：其他物品。

（1）药物（降压药、降糖药、晕车药等）：可能会导致肝、肾功能，甚至神经系统损害，请尽快就诊。

（2）牙膏、漱口水等：少量误食，问题不大。如果大量误食，可能出现恶心、呕吐等症状，造成急性中毒、痉挛，甚至引起心力衰竭，应及时就诊。

（3）驱蚊水、杀虫药等：误食后，建议喝浓茶，因为茶叶中的鞣酸具有沉淀和解毒的作用，并应及时就诊。

（4）圆钝异物：注意孩子出现突发咳嗽、呼吸困难等情况，尽量鼓励小儿以咳嗽的方式将异物排出；也可采取海姆利希手法（1 岁以上适用），不要试图用手取异物，应尽早就诊。

218. 小儿误食碎体温计中的水银怎么办？

小儿误食水银后，可以立即按上述方法催吐。不适合催吐的小儿可以先用水漱口，然后饮用鸡蛋清、豆浆或牛奶，延缓水银的吸收，也可以口服导泻药，促进排泄，然后去医院就诊。

219. 小儿被狗咬伤应如何处理？

小儿被狗咬伤后，如果伤口较小、表浅，无大的活动性出血可立即就地用大量清水反复、彻底冲洗伤口，至少冲洗 30 min，尽量设法将伤口内狗的唾液和血液冲洗干净。对于严重者，应立即到医院进行局部清创处理。通常，小的伤口暂不缝合，大的伤口延期缝合，然后全程注射狂犬疫苗，同时常规注射破伤风抗毒素。

220. 小儿烫伤应如何处理？

小儿烫伤多为热液烫伤，如稀饭、沸水等，发生烫伤切勿在伤口涂抹牙膏、酱油等，以免加重对伤口的污染。家长应及时用清洁的流动水冲洗受伤部位，至少冲洗 30 min 然后送往医院处理，这样不仅可以减轻疼痛，还能减少余热对深部组织的损伤，使伤口愈合快，形成的瘢痕也轻。一些受伤面积小、表浅的创面，经过冷水浸泡后再涂抹一些抗感染、促进创面愈合的药物后，伤口过几天就会愈合，甚至不会留下瘢痕。但是如果受伤面积大、深，或者是头面部、颈部、会阴部等特殊部位的烫伤，在受伤后要及时送往医院救治。另外，烫伤后千万不要揉搓、按摩、挤压受伤的皮肤，也不要用毛巾擦拭，以免表皮脱落失去保护层而导致感染。

221. 小儿坠床应怎么办？

坠床意外时有发生，轻者对小儿不会有什么影响，重者会带来终身残疾，甚至危及小儿的生命。

当小儿从床上坠地时，家长首先要注意其神志的变化，如果只是哭闹，没有嗜睡、昏迷的出现，可以在家观察小儿的情况，同时要检查着地部位有无外伤，身体各关节部位能否活动自如。一般情况下，由于床铺低，婴幼儿体重轻，骨骼韧性好，不会造成致命性的摔伤。当有肢体瘀肿、变形，或出现呕吐、嗜睡时，就一定要送小儿到医院检查有无骨折或头颅损伤，以便及早治疗。需要提醒父母的是，小儿在床上玩耍时，床周围不要放尖锐或坚硬物品，更不能放开水壶、热饭锅等。

十六、 门诊输液护理常识

222. 小儿在门诊输液时医生为什么每次只开一天的药？

许多小儿疾病初期的症状或体征不能完全反映小儿的原发病，如发热、咳嗽可以是感冒的表现，也可以是其他疾病的初期表现，如果医生一次开几天药，中途不根据小儿的病情变化及检查化验结果及时调整药物或治疗方案，部分小儿可能会得不到及时正确的治疗，影响治疗效果甚至使病情加重，错过最佳治疗时机。所以小儿在门诊输液治疗期间必须每日重新就诊，由医生检查后判断是否需要重新调整治疗方案。

223. 门诊输液为什么要给小儿使用留置针？

小儿较为好动，且穿刺输液时很难像成人一样配合。因此使用一次性输液针非常容易将血管刺穿造成"鼓包"，增加穿刺次数，损伤静脉血管，给小儿带来痛苦。与一次性输液针相比，留置针的导管非常柔软，在血管中呈漂浮状态，对血管刺激小，可保留 2~3 d，减少反复穿刺带来的痛苦，小儿活动时可有效避免损伤血管，便于看护。

224. 小儿在门诊输液时使用留置针，回家后家长如何护理？

（1）保持透明敷贴周边皮肤清洁干燥，切勿直接接触水源。如不小心将透明敷贴浸湿，应立即去医院更换。

（2）避免留置针侧的肢体过度活动，以免造成留置针的移位、堵管及软管折叠。

（3）留置针内可能会出现少许回血，这是血流压力造成的，属正常现象。

（4）留置针已进行正压封管，切勿让小儿玩耍肝素帽，避免用力扭曲或外力牵拉留置针，造成留置针折断、脱落或出血。

（5）如穿刺部位出现红、肿、疼痛等不适现象，应立即去医院检查。

（6）如出现留置针意外脱出，请立即用护士提供的创可贴用力按压穿刺点5 min，直至止血，必要时去医院检查。

（7）静脉留置针留置时间为3 d。超过3 d者，护士应给予及时拔除，更换部位重新穿刺。

225. 家长应如何看护静脉输液的小儿？

（1）在头部输液的患儿家长一定要按护士的指导要求将小儿平躺在怀里，将小儿的一只手放在腋下，固定另一只手，避免小儿不小心将输液针拔下来，给小儿造成不必要的痛苦。

（2）在手背或手腕输液的患儿，护士穿刺后，由护士将患儿扎针的手固定在小手板上，手腕与手掌保持水平位。不要让患儿活动或玩玩具，家长也不要举着输液瓶到处走动以免针头移动或脱落，引起输液渗出，即"鼓包"。另外，不要将输液滴管倒置，以免产生气体，输入体内导致空气栓塞。

（3）在输液过程中，不得擅自离开输液观察室，防止一旦发生输液反应等突发事件时周围没有医务人员，错失抢救时机。若输液过程中小儿出现皮疹、发热、输液不畅等现象，应及时告知护士或医生，给予相应的处置。